事故
と栄養

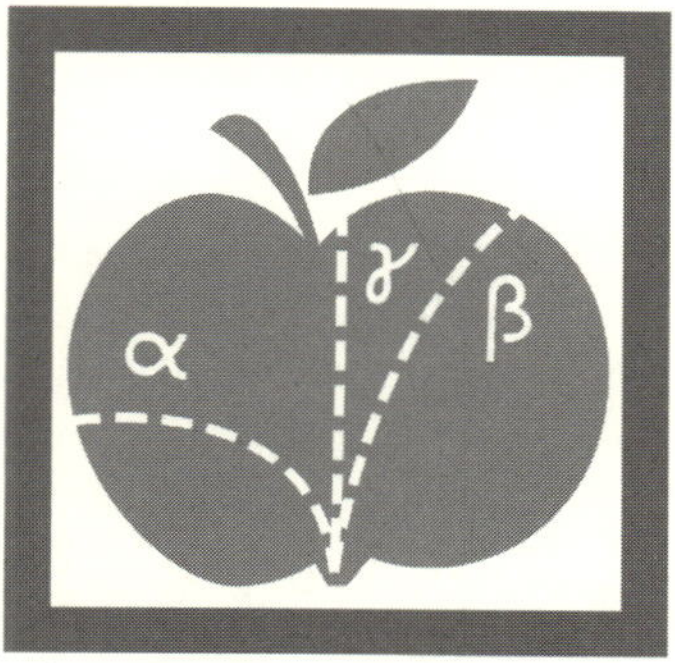

白石久二雄

MP ミヤオビパブリッシング

はじめに

今から25年前、１９８６年４月26日チェルノブイリ原発事故が起こりました。

当時、私が属していた放射線医学総合研究所は、事故汚染が日本でも起こるのではないかと考えて、雨水、ダストなどのサンプルを研究用に収集し、その中の放射性物質を分析しました。また、事故当時にキエフ（チェルノブイリ原発近くの古都）の観光旅行から帰国した方々を成田空港に出迎え、汚染検査を実施しました。

このとき、厚生省は国民の食品摂取による内部被ばく線量の増加を防ぐために食品の輸入制限（食品のキログラムあたり370ベクレル〔Bq／Kg〕）を設定し、水際で汚染食品が国内に持ち込まれることを阻止しました。

事故後の混乱の中、初めて現地を訪れた際、我々外国人研究者がサーベイメーターを持っているのを見つけたチェルノブイリ汚染地域の住民から「ここは大丈夫か?」「家の土や野菜を測定してくれないか?」「この娘の将来が心配だが引っ越すべきか?」「本当に安全なのか?」などの質問を受けました。返事に困って、「国の研究者に聞いてくれ」と言うと、「あいつらは、あてにならない」と、返事が返って来たことを覚えています。

チェルノブイリ事故から約10年後の1997年3月11日、東海村の動燃東海事業所で火災事故が発生しました。科学技術庁は即座に住民の相談窓口として『東海地区タスクフォース』を設立し、住民の不安に対応しました。私もその一員として電話相談に当たりましたが、食べ物(農作物)に対する不安と質問が多かったことが印象に残っています。

1999年9月30日に東海村でJCO事故が起こり、事故後すぐ『臨界事故の環境に関する学術調査団（文部省）』が結成され、その一員として事故周辺の民家を訪問し貴金属、貨幣、砂糖、塩などの被ばく線量推定に利用するサンプルの収集を行いました。12月8、9両日には、科学技術庁により実施されたＪＣＯ周辺住民の正確な線量調査のための『行動調査』に参加しました。住民の方々は、健康診断結果や新聞の切り抜きファイル、質問のリストを準備されており、心配している様子がひしひしと伝わって来ました。

一家族の訪問時間は1～2時間で、中には3時間以上の場合もありました。動燃東海事業所の火災事故とは性格が異なる、主に中性子線による事故でしたが、農産物に対する不安は他のケースと同様でした。

２０００年1月28、29日には、行動調査に基づく線量推定結果を説明するために、再び東海村の家々を訪問しました。日頃は白衣を着て研究活動している者（科学者、公務員）として、どのように対処すべきなのか？　一般の方々と我々専門家とのギャップを感じながらも、住民のお話を充分に伺い、我々の知識を少しでも役立てることができればと、つくづく感じた次第です。

ウクライナでは、放射能汚染地域に住み続けている住民に対して、放射線医学研究センターが赤十字社の援助を受けて「チェルノブイリ：放射能と栄養」という小冊子を発行し、住民の意識向上のため、配布していました。

チェルノブイリ滞在の折りに、著者の一人であるロス博士から本を貰い受け、その内容を見て、日本語に訳して日本の人々にも読んでもらいたいと申し出たところ、快く承諾してもらえました。

日常の研究、雑用の中で、なかなか作業がはかどらず、机の片隅に放置されていましたが、やっと2000年の7月、自費出版までたどりつけました。

それから11年が経ちましたが、今年3月11日の東日本大震災以降、この「チェルノブイリ：放射能と栄養」の問い合わせが多くなりました。

そこで、様々な場面で事故処理に係わった研究者の一人としての経験から、食材、食物に関する、より適切な判断をするために、日本国民、特に被災地の方々、原子力関連施設の有る地域の住民の方々に、十分な知識を持っていただきたいと思い、「チェルノブイリ：放射能と栄養」を基に、よりわかりやすい本を急ぎ出すことにいたしました。

本書の内容は、食事の重要性、汚染食品を食べるときの具体的な心得、調理法、放射線とは何か？ 用語の説明などから構成されています。専門用語は文末に注釈を加えています。

本書を読むことで、少しでも皆様の不安が解消されれば幸いです。

２０１１年８月

白石久二雄

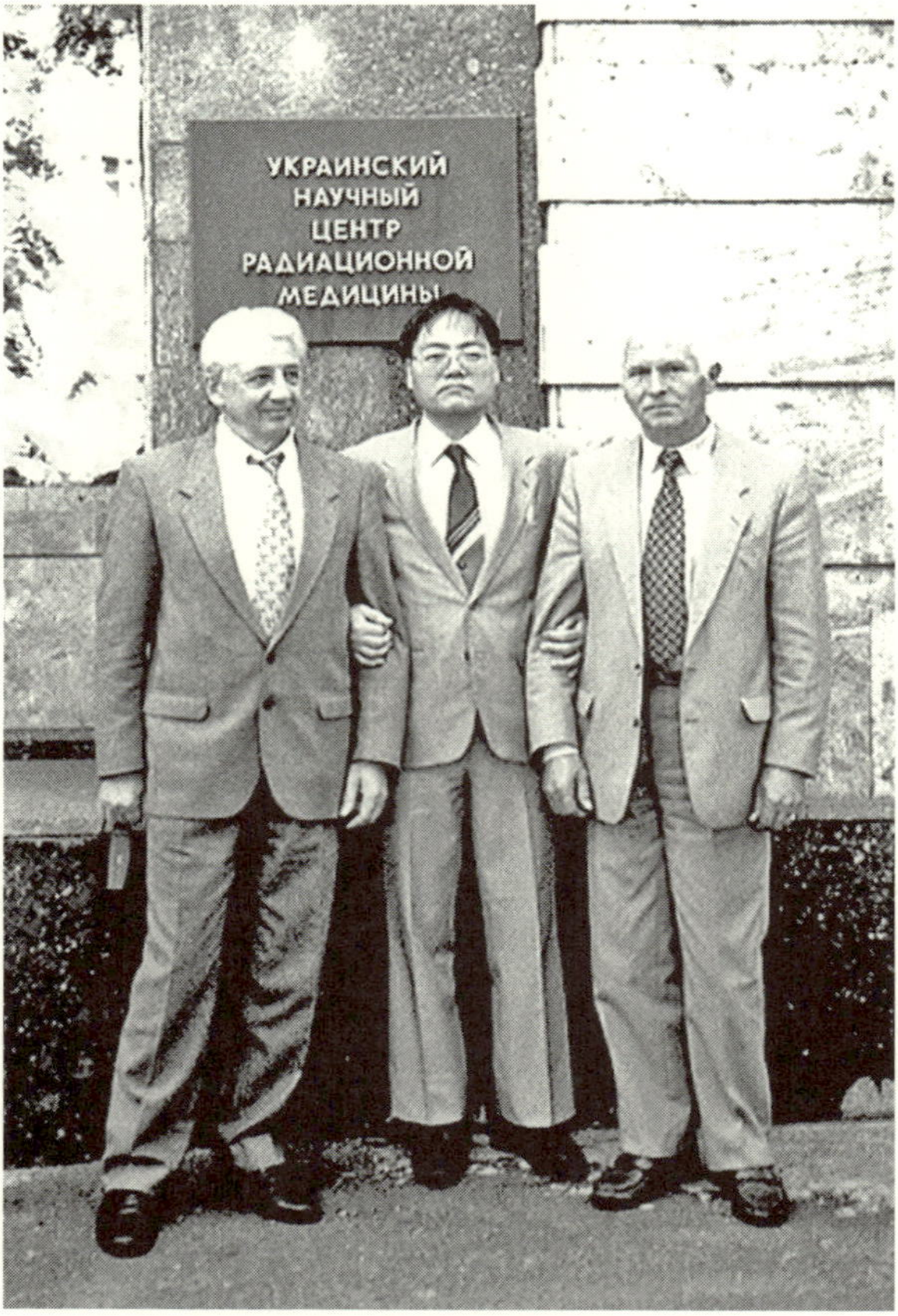

ウクライナ放射線医学研究センターの入り口にて
（左からロス博士、著者、コルズン博士）

◇目次◇

第2章 食物の成分とその役割

第3章　毎日の食事と生活

第4章　放射能について

第1章

チェルノブイリに学ぶ食事

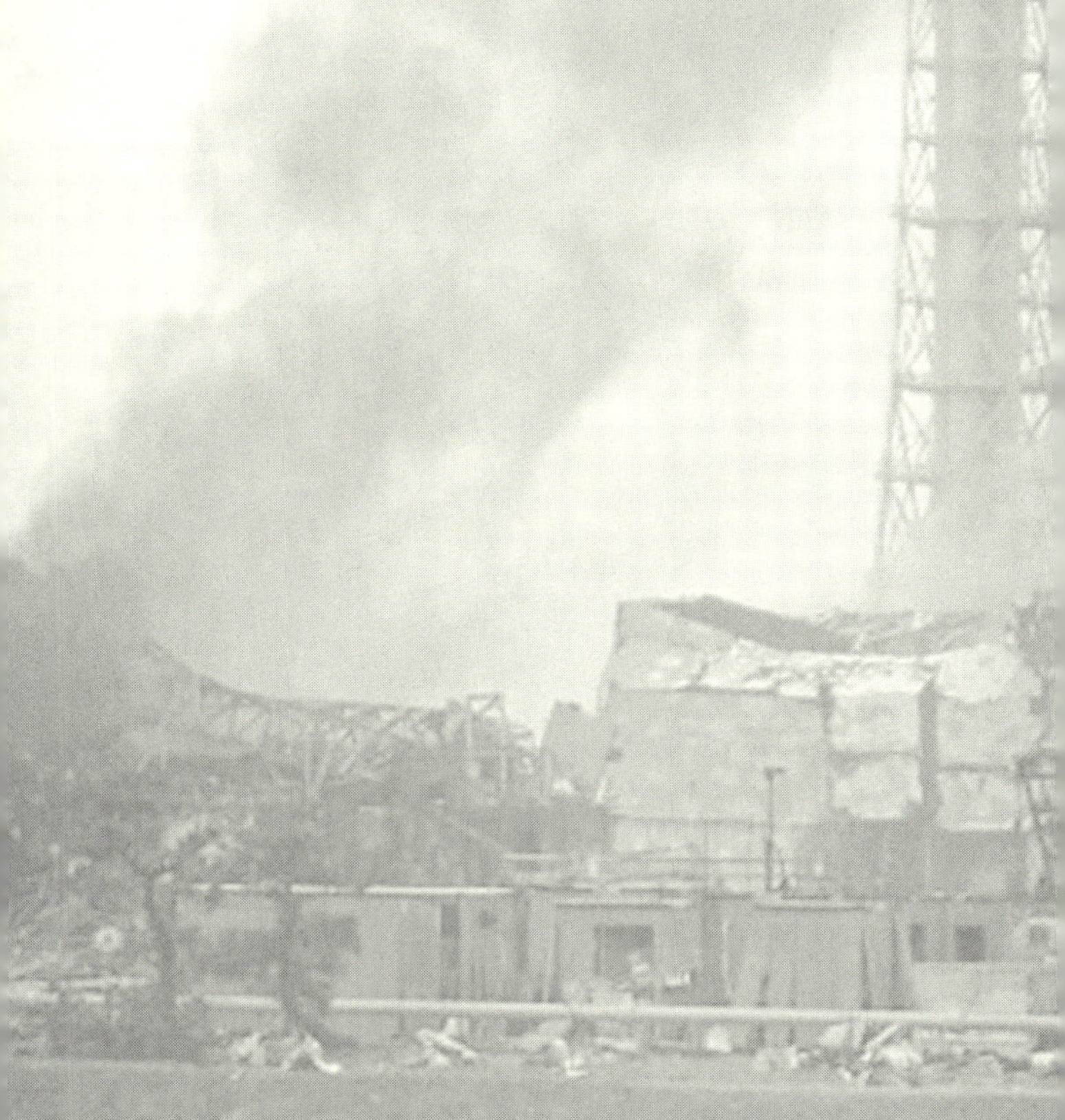

時事通信社［東京電力提供］

◈チェルノブイリに学ぶ

チェルノブイリ原発事故に伴う広い領土の放射能汚染は農産、畜産、水産食品に長期間の汚染をもたらしました。原子炉でのウランの分裂によって200種以上の放射性物質が生成されます。その中で最も危険なのはヨウ素、セシウムの放射性同位体で、次にストロンチウム同位体です。食品の汚染レベルでは、特に事故から1年後までにおいて最も高い内部被ばく線量をもたらしました。

このときの防御にあたった政府の複合機関は、食品や食品原材料について汚染の容認レベルの標準化、汚染が高い物の利用についての品質検査、地方における食糧生産と消費の制限および禁止、輸入食品などによる代替を行うことで、明らかに内部被ばくを低減することができました。しかし、被ばくの制限レベルについて完全な保証をした訳ではありませんでした。輸入品の利用に関しては、いつも充分な食品量が供給されているわけではなく、またその品目が限られていることから一日に必要な栄養素の偏(かたよ)りが起こるために地方で採れた汚染物質の摂取を余儀(よぎ)なくされていました。

ミネラル分が少ない白ロシアやウクライナ草原地帯の土壌は、より放射性物質で汚染しやすいことが明らかになりました。また、土壌への石灰の添加、多量の施肥、土地改良剤の添加により農産物の汚染レベルを２～４分の１減らすことができました。

しかし、このことによって植物は土壌から放射性物質の吸収ばかりでなく、生物自体の生体維持に必要かつ重要な主要および微量元素―例えばコバルト、亜鉛、銅、鉄、マンガン、カリウムなどの土壌からの元素吸収をも低下させてしまったのです。

放射性物質による食品汚染、輸入量の不足、ローカル食品を摂取した場合の栄養不足、住民の自発的な汚染食品の摂取制限、最後は経済状況の混乱などが、互いに関連して一日分の栄養摂取の偏りを大きくしてしまいました。さらに放射性物質以外の有害物質（農薬、硝酸塩、亜硝酸塩、産業や輸送からの毒物質など）の存在が放射線被ばくや精神上のストレスと相乗して汚染地域住民に病気をもたらすことになりました。

これらのことから、放射能汚染地域に住んでいる人々の放射線防護と治療—予防医学栄養研究が必要となりました。

栄養原理と放射線防護栄養学の両方に基づく概念を、列挙します。

① できるだけ放射性物質の濃度の低いものを摂取する

② 食品製造技術や調理加工法によって食事中の放射性物質を減らす

③ 生体内に放射性物質の吸収と蓄積を制限する
④ 生体内から放射性物質の排泄を促進する
⑤ 放射線被ばくを含めた好ましくない因子(いんし)に対する抵抗力を強化する

これら5項目は、日本の現状にも当てはまります。

人が健康に生活するためには、食事中に約50種の必須物質が含まれていなければなりません。

これは、放射能事故に係わらず必要な栄養です。食物中に含まれる栄養素の役割や含まれている食品を知ることにより、不足した栄養素の修復や回復、放射性物質の体内蓄積を減少させたり、健康を損ねる有害物質に対する抵抗力を高めることができます。

チェルノブイリの状況を反面教師として、本書で提案している方法を用いて、正しく構成した栄養素の摂取を心がければ、健康状態を強化することが可能です。

◇放射性物質への抵抗力は食事で高める

食欲は、人の重要な生理的欲求の一つです。人の健康と運動能力の大部分が栄養に依存しています。栄養は人の組織、器官の構成や代謝成分として、また新陳代謝や生命活動におけるエネルギー消費、酸素の生成、ホルモンなどの制御物質の補充のために必要とされます。

つまり栄養素は、健康の維持、有害物に対する抵抗力、肉体的、精神的な活動能力、そして長寿のために必要です。

栄養の必要条件として、一日あたりの食事の量、バランス、摂り方があります。

一日分の食事について、次のような基本的条件が提示されています。

・食事中のエネルギー値と消費量を一致させること

・必要な栄養成分が食品中にバランス良く含まれていること
・調理法で食品の消化率の向上を図ること
・嗜好性（しこうせい）を高める良い品質（外見、味、香りなど）の食品を選び食欲を高めること
・衛生、疫学的[1]（えきがく）に問題がなく無害な食べ物であること

栄養の摂り方としては、決まった時間に食べること、食事の間を空けること、エネルギー供給の観点からは、一日分の食物を一度で食べるよりも3～4回に分けて摂取をした方が体に良いことがわかっています。また、雰囲気づくりやテーブルセッティングの工夫など食事をする環境も重要です。基本的なバランスの摂れた食事をすることで内部被ばくを受けた人々の耐久性を高め、体内への放射性物質の蓄積（ちくせき）を下げることができます。

朝、昼、晩の三食、バランスの摂れた食事を食べることで、放射能に対する抵抗力をつけることが大切です。

〔註〕

（1）病気や感染症の原因や動向を調べる学問（公害など広く健康を損ねる原因など研究対象とする）。

◇肥満を防いで放射性物質の蓄積を抑える

肥満によって起こる病気に心臓や血管の病気、糖尿病などがあります。「好きなものを好きなだけ食べる」食習慣は、肥満を促進します。例えばケーキなどのお菓子は少量でも高カロリーなので、過剰(かじょう)エネルギーの元となりやすく、体内の脂肪組織として蓄積されます。

肥満の問題は、子供達にも及んでおり、肥満した子供達の85％が成人病などの病気になると推定されています。肥満状態では新陳代謝が低下し、それに伴い放射性物質の蓄積が生じます。放射性物質の蓄積を抑えるには、新陳代謝をアップすることが重要です。

古代ギリシャの医師・ガレンの言葉に「満腹になる少し前に食堂を離れなさい。そうすれば、いつも健康である。」というのがあります。これは「腹八分目」と同じ意味で、現代でも十分に通用する格言です。

最適な体重を簡単に見分ける方法として、ブローカ指数[1]があります。身長から標準体重を計算し、そこから肥満を判定する方法です。成人の場合は、次の計算式で算出します。

ブローカ指数＝身長（cm）－100

この結果から求められた標準体重の（±）10％以内を正常範囲とし、＋10～20％を肥満傾向、＋20％以上を肥満と判定します。

例えば、身長が150cm、体重が62kgの人は、150－100＝50となり、50kgが標準体重です。体重62kgは標準体重の24％増なので、「肥満」と判定されます。

お菓子や砂糖などの消費を減らし、野菜類を多く摂り、肥満を防ぐことにより、新陳代謝がアップし、放射性物質の蓄積を抑えることができます。

〔註〕

（1）成人の標準体重を表す指数。

◇バランスの良い食事で肥満を防ぐ

チェルノブイリの汚染地域住民は、事故後に牛乳や乳製品、野菜、果物など、生鮮食品を自ら制限し、遠方からの缶詰や高級品であった白パン（精製された小麦粉から焼き上げたもの）やマカロニ料理などを食べるようになりました。内部被ばくを恐れての選択で、これが健康な食生活だと思い違いをしているのです。その結果、事故以前にはあり得ない悪い食生活を促進しています。

１９８７年～１９９０年に実施された研究によると、汚染地域住民の食料状況は、事故前に比べ次のように減少していました。

カリウム、ヨウ素、銅、亜鉛、コバルトの摂取に関しては、必要量の52～65％という結果が出ています。

ビタミン類で、ビタミンC、ビタミンA（カロチン相当量として）、ビタミンE、ビタミンP[1]、ビタミンB1、ビタミンB2などが不足しています。

調査によれば、成人住民の約半分が肥満傾向か肥満であることがわかりました。

肥満を防ぐには、過剰な食品制限をせず、バランスのとれた食事が重要です。

	減少率
牛乳や乳製品	2.0 ～ 3.0 倍
肉	1.3 ～ 1.5 倍
魚	1.7 ～ 3.5 倍
野菜	1.6 ～ 2.2 倍
果物	2.5 ～ 3.0 倍

〔註〕

（1）ビタミンCの機能を高めたり毛細血管の強化、出血や細菌が体内に侵入するのを防ぎ、免疫力を高める効果がある。

カルシウムでストロンチウム-90の蓄積を防ぐ

牛乳や乳製品が少ない食事はタンパク質の不足（特に子供たちにとって）を招き、消化機能（肝臓やすい臓）、内分泌、造血などの生体機能を低下させます。

生体機能の低下や感染、有毒物質、放射性物質に対する生体の抵抗力の低下は、放射性セシウムやストロンチウムの体内蓄積の増加（40〜60％）をもたらし、様々な病気からの回復をも遅らせることになります。

ストロンチウムは、カルシウムと似た性質を持ち、体内に取り込まれるとカルシウムと同様に骨に集まります。骨に吸収されなかったストロンチウムは、すぐに排出されます。

セシウムは、飲食物を通じて体内に取り込まれると、ほぼ100％が胃腸から吸収され体全体に均一に分布します。体内動態（体のなかでの振る舞い）はカリウムに似ています。

牛乳や乳製品は、生体へのカルシウムの重要な供給源となります。牛乳中のカルシウムは、カゼインタンパク質と結合して体内で容易に消化吸収されます。

食事中のカルシウム欠乏によって、ストロンチウム-90の吸収が20～30%から60～70%に高まり、ストロンチウムが骨格組織に蓄積され[1]赤色骨髄（せきしょくこつずい）を照射することになり、さらに、あらゆるものが消化器官において、その吸収を阻害されるようになります。

その解決策として、栄養価が十分にあるタンパク質やカルシウム、つまり牛乳と乳製品を摂取することをお勧めします。

牛乳や乳製品を多く、摂れば摂るほどカルシウムは体内に多く摂り入れられてストロンチウム-90が骨に蓄積するのを防ぎます。

〔註〕

（1）骨の内部に存在する造血組織である骨髄のうち、血球を盛んに生産しているため、赤色に見える部分。

◆野菜と果物で体内被ばくを防ぐ

野菜や果物から、ビタミンやミネラル、食物繊維を摂ることができます。野菜や果物類の不足は、ビタミンやミネラル（カリウムも含む）代謝の異常を来たし、便秘、大腸や直腸のポリープ、癌、痔になりやすく、[1]アテローム性動脈硬化症、糖尿病、胆石病の発生リスクが高くなります。

野菜や果物に多く含まれる食物繊維や[2]ペクチンは、排泄物の重要な構成成分です。これらは、有害物質や若干の放射性物質を排便と一緒に排泄する手助けをしてくれます。

また、野菜や果物はカリウムや多くの微量元素の供給源となっています。カリウムの欠乏は、体内に放射線セシウムの蓄積をもたらします。仮に成人の[3]セシウム-137の半減期を約100日とすると、カリウム不足によって、その半減期は140～170日となり、その間の被ばくが増加することになります。

野菜や果物は栄養学的に重要であるだけでなく、放射線防護学的観点からも人々の食事に供給される必要があります。

食事中の野菜や果物から食物繊維やカリウム、銅、鉄などを体内に摂り入れることで体内被ばくの減少をもたらすことができます。

〔註〕

（1）長い年月の間に、アテローム と呼ばれる脂肪性の蝋のような沈着物（血液中の脂肪、コレステロール、カルシウムおよびその他の物質）が動脈の内側に蓄積すること。

（2）果物の細胞壁中の多糖類の一種で、リンゴやミカン類に多く、砂糖や酸を加えるとゼリー状になる。

（3）核分裂によって生成されるセシウムの放射性同位体。ウランから生成されるため、核実験が始まる以前には存在していなかった人工放射性物質の代表。

◇黒パンと玄米食で放射性物質の蓄積を抑える

ウクライナでは、年々製粉度の高い粉から製造したパンが多く消費されるようになりました。これらの白パンは砂糖、油脂類、香辛料を使って味付けされるので、美味しく、魅力的です。しかし、このようなパンは、これまでウクライナの人々が食べてきた黒パン[1]に比べてカロリーが高く、栄養学的には価値が低くなります。

製粉した上質の粉になればなるほど、粉の中のタンパク質やミネラル化合物やビタミン、繊維質は少なくなります。黒パンのような粗挽き粉から作ったパンの中に含まれている穀類のふすま[2]はビタミンB群、マグネシウム、カリウム、繊維質に富んでおり、少ないカロリーで満腹感を得られ、胆汁分泌と正常な排泄を助けます。

ウクライナの放射線医学研究センターの研究によると、粗挽き粉や穀類から作ったパンを動物の餌に加えることによって、セシウムやストロンチウムの体内蓄積を15～30％下げることが明らかになりました。

これはウクライナの主食となるパンの話ですが、日本でも最近はパン食が多くなっています。ウクライナのデータを参考に、製粉度の高いパンより、粗挽き粉や穀類から作ったパンをお勧めします。もちろん玄米食も同じ理由からお勧めできます。

粗挽き粉や穀類から作ったパンや玄米食は、低カロリーで健康にも良く、放射性物質の体内蓄積を抑えます。

〔註〕

（1）ライ麦から作られた独特の風味がある黒いパン。

（2）小麦をひいて粉にするときに残る皮のくず。

◇放射性物質が多く含まれた食品への対処法

チェルノブイリの多くの住民は、食糧事情と昔からの習慣で森に生えるキノコを常食しています。現在でもセシウムによるキノコの汚染は高く、一日の食事中の放射性物質の大部分がキノコの摂取によるものでした。キノコの食用を禁止しても、聞き入れてもらえないため、放射性セシウムの除去方法について、次ページのように住民に周知しました。このような処理によって、放射性物質を最終的に生キノコの場合20分の1に、乾燥キノコの場合は200分の1以下に下げることができました。

森からの美味しい贈り物を無駄にすることなく、かなり汚染された地域に住む住民の放射性物質の濃度を下げることで、内部被ばくの線量低下に貢献しました。

生のキノコ

土や石、枯葉を除き、きれいな桶の中で3回水を交換しながら洗います。水とキノコの比率は5対1〜10対1が良いでしょう。さらに煮汁を取り替えながら15〜60分間煮ます。

乾燥キノコ

２つの方法で処理します。一つは水で15〜60分間煮る方法、もう一つは２％の食塩水を交換しながら30分〜10時間浸し、その後15〜60分間煮る方法です。

洗う、浸す、煮るなどの処理を行うことで放射性物質を低減することができます。

生キノコ

キノコの形状	セシウム-137含量(%)
1. 採りたてのキノコ	100
2. 洗浄したもの	45 ～ 50
3. 15分煮たもの(水を取り替えて)	20 ～ 25
4. 30分煮たもの	7 ～ 12

乾燥キノコ

キノコの形状	セシウム-137含量(%)
1. 乾燥キノコ	100
2. 洗浄したもの	30 ～ 35
3. 水に浸したもの	0.5 ～ 2
4. 調理したもの	0.2 ～ 0.4

キノコの除洗効果

第2章

食物の成分とその役割

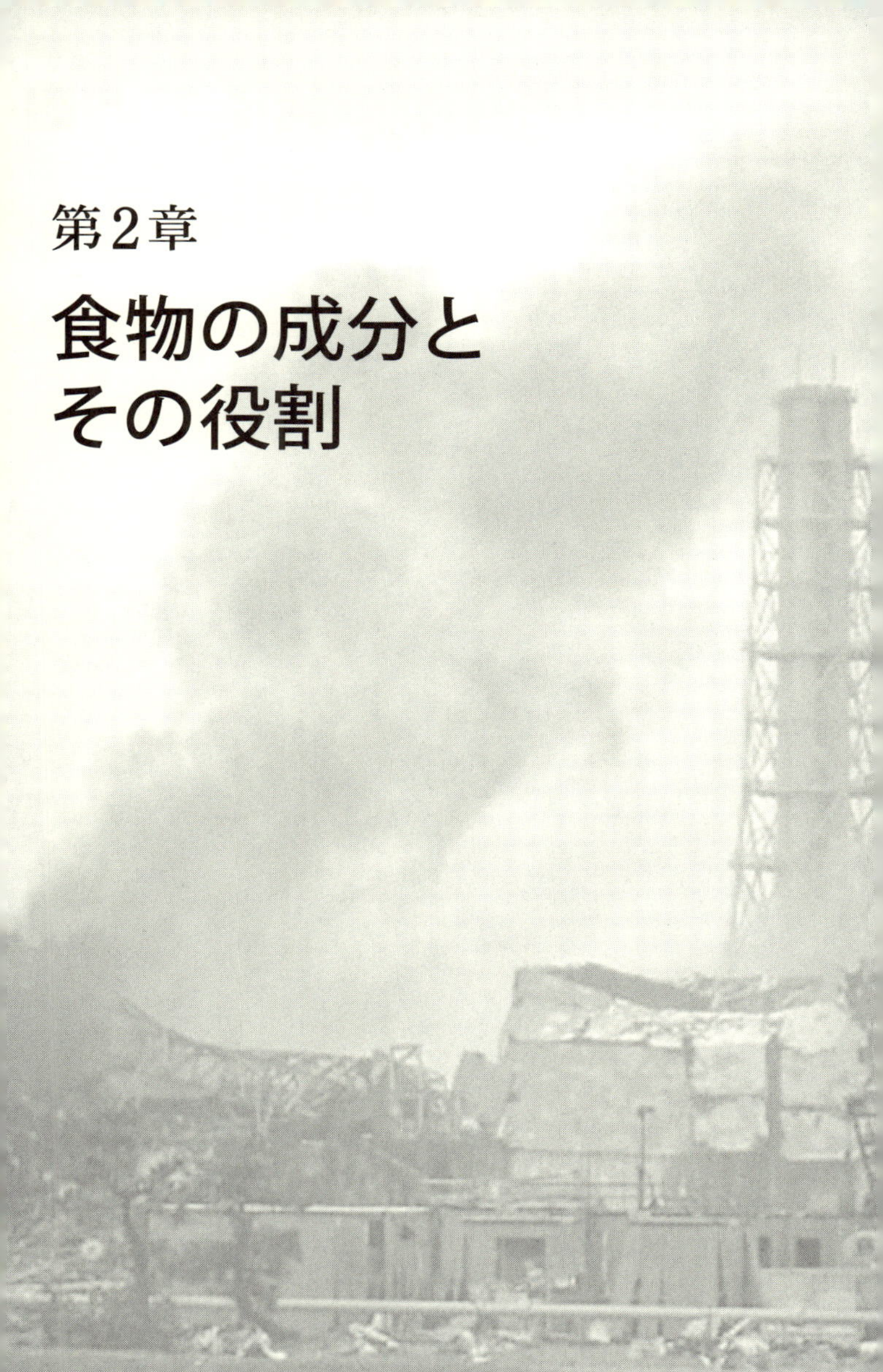

時事通信社［東京電力提供］

◆体に必要な5大栄養素

人間が生きていくうえで必要な必須栄養素は、約50種類あります。これらは、体内で合成することや貯蔵しておくことができないので、毎日の食事で摂取します。

「体を作り、動かす」エネルギーの基になるのがタンパク質、炭水化物、脂質で、これを3大栄養素といいます。この3大栄養素に、体の調子を整えるビタミン、ミネラルを加えたものが5大栄養素で、生命活動を維持する役目があります。その他に食欲を増強する味覚、臭覚成分があります。

タンパク質　筋肉や内蔵、皮膚、免疫の抗体、酵素、血液、ホルモンなどの材料

炭水化物　筋肉、脳と神経系、赤血球などが活動する際の、エネルギー源

脂　質　体のエネルギー源、体内に脂肪として貯えられ、糖質のエネルギーが不足したときに利用される

ビタミン　代謝を助け、健康な身体を維持、調子を整える

ミネラル　体の機能をサポートし、生理作用を調整する

味覚・臭覚成分　食欲を増強する

厚生労働省の食生活指針では、１日に30品目を目標にバランスのよい食事を摂ることを薦めています。

また、５大栄養素が、一つでも欠けると、代謝の異常が起こり病気の誘因になります。抵抗力を高め、放射性物質の体内蓄積を減少させるためにも、体に必要な栄養素をバランスよく摂ることは重要です。毎日の食事ではメニ

ユーを考え、５大栄養素をバランスよく摂取し、健康を保つよう心がけましょう。

タンパク質、炭水化物、脂質、ビタミン、ミネラルの５大栄養素をバランスよく摂取すれば抵抗力が高まり放射性物質の体内蓄積を減少させることができます。

タンパク質は放射性物質の蓄積を下げる

タンパク質は、牛乳、乳製品、卵類、肉類、豆類、魚類などに含まれています。

一日の食事において、基本的な構成要素で、脂肪や炭水化物で補うことはできません。タンパク質は人体の全ての細胞や組織の基本的な構成物質であり、老化した細胞の若返りに関与しています。

酵素、ホルモン、血液成分、免疫物質の構成成分となり、さらに生体内の組織におけるpH[1]の調整や浸透圧にも関係し、大脳皮質[2]の刺激に対する反応性に影響を示したり、条件反射と内分泌作用を刺激したり、生体の免疫力を高めたり、生体防御や解毒作用、繁殖、成長、筋肉の収縮を請け負っています。

タンパク質の量を強化（エネルギー換算で24～40％）した一日の食事は、放射性セシウムやストロンチウムの吸収を抑えます。

タンパク質は生体内へのセシウム、ストロンチウムの蓄積を下げる役割があり、一日の食事には、牛乳、乳製品、卵類、肉類、魚類が不可欠です。

〔註〕

（1）水溶液の性質（酸性・アルカリ性）の程度をあらわす単位。

（2）哺乳類の大脳半球の全体の表面を覆っている外側の灰白質の細胞層で、大脳の重量の40％を占め、感情、感覚、記憶、思考などの精神機能を司る部位。

◇タンパク質を構成するアミノ酸

アミノ酸は、生体の生命活動に不可欠で種類が多く、約20種が知られています。

そのうち、体内で合成することができないか、合成できてもその量が必要量に満たないため、必ず食事として摂る必要性があるアミノ酸を必須アミノ酸と呼びます。

必須アミノ酸には、リジン、トリプトファン、フェニルアラニン、ロイシン、イソロイシン、メチオニン、バリン、トレオニン、ヒスチジン（長らく乳幼児期のみ必須とされていましたが現在は成人も必須とされている）の９種類があります。必須アミノ酸は、細胞分裂を促す働きをし、欠乏すると細胞は生まれ変わることができません。体の老化を防ぐ働きをしているので、不足すると筋肉や血液、骨などの合成ができなくなったり、皮膚が衰えたり、肝機能に障害が出ることもあります。

特に、一日分の食事中の構成成分としてリジン、トリプトファン、メチオニン、バリン、トレオニンは、より必要で、全ての防御作用を行っています。

これらのアミノ酸は、放射性セシウムやストロンチウムの生体内蓄積を減少させたり、[1]電離放射線に対する抵抗力をもたらしたり、生存率を上げたり、致命的な線量の照射実験において腫瘍の発生率を低下させます。

老化を防ぎ、放射性物質に対する抵抗力を高めるには、必須アミノ酸をバランスよく摂取することが重要です。

〔註〕

（1）物質を通過するとき、原子・分子をイオン化させる能力がある放射で、体を通過するという能力があるために診断に用いることができる。しかし、大量に照射される場合、細胞内での化学物質の活性を増大させるため、がんを含む健康リスクにつながる可能性がある。

◇必須アミノ酸の役割と含まれる食品

リジン

ブドウ糖の代謝やカルシウムの吸収と沈着を助け、脳卒中を予防する働きや肝機能の強化や免疫力を高めます。また、造血作用と密接に関わっていて、ヘモグロビン生成や毛細血管の浸透圧上昇に重要な役割を果たします。チーズ、サワラ、サバ、アジ、小麦胚芽、オートミール、ソバ、大豆、高野豆腐、納豆などに多く含まれています。

ロイシン

肝機能の強化と筋肉の増強、疲労回復、免疫機能を強化する働きがあります。牛乳、チーズ、牛肉、レバー、ハム、アジ、ホウレンソウ、米、小麦、トウモロコシ、大豆に多く含まれています。

イソロイシン

体の成長を促進し、神経の働きをサポートします。血管拡張、肝機能の向上、筋肉の強化、疲労回復に効果があります。

牛乳、チーズ、仔牛の肉、鶏肉、サケに多く含まれています。

トリプトファン

脳の中で神経伝達物質の材料となり、精神安定や不眠症の改善、活性酸素を減少させる働きがあります。また、ヘモグロビン生成に関与しています。

牛乳、乳製品、レバー、小麦、オートミール、ソバ、スパゲティー、バナナ、エンドウ豆、大豆、高野豆腐、きな粉など幅広い食品に含まれています。

バリン

成長を促進する働きがあり、筋肉の増強や疲労回復に効果があります。

乳製品、仔牛の肉、レバーなどに多く含まれています。

ヒスチジン

乳幼児の成長や発達に欠かせないアミノ酸ですが、子どもは体内で合成できないために必須アミノ酸に含まれています。慢性関節炎の予防や緩和、ストレスの軽減などの効果があります。

乳製品、鶏肉、仔牛肉、ハム、カツオ、イワシ、サンマといった青魚に多く含まれています。

メチオニン

体内にあるヒスタミン（かゆみや痛みの原因となりアレルギー症状を引き起こす可能性もある化学物質）の血中濃度を下げる働きがあり、アレルギーの軽減やかゆみや痛みを抑える効果があります。硫黄を含むアミノ酸で、解毒作用とメチル基転移(1)に必要です。

牛乳、チーズ、レバー、小麦などに多く含まれます。

フェニルアラニン

脳と神経細胞の伝達役を務めており、精神を高揚させ、血圧を上昇させる働きがあり、骨関節炎や関節リウマチ、腰痛などの慢性的な痛みを軽減させる鎮痛作用や抗うつ効果があります。

チーズ、肉類、卵、魚介類、大豆などに多く含まれています。

トレオニン(スレオニン)

成長の促進や新陳代謝を促し、肝臓に脂肪が溜まりにくくする働きがあり、肝脂肪を予防する効果があります。

卵、七面鳥、ゼラチンなどに多く含まれています。

〔註〕

(1) 核酸の一つアデニンと共にS-アデノシルメチオニン(ビタミンLと呼ばれる)の成分で、生体内でのメチル基の供与体。ビタミンLは細胞分化維持(崩れると発癌)、神経伝達物質の働きを強化、肝臓機能を高揚、抗酸化酵素の生成促進などの作用が知られている。

炭水化物は体のエネルギー源

炭水化物は、胃で消化、吸収され、血液によって全身を巡り、脳や体を動かすエネルギー源になります。

すぐに使わない場合は、グリコーゲン[1]に変えられて筋肉や肝臓に貯蔵されます。体内に炭水化物が十分にある場合は、脂肪に変化して、皮下、腎臓の周囲、肝臓や心筋内部に蓄えられます。つまり過剰な摂取は、肥満や生活習慣病の原因となります。

子供や未成年者の体重増加は、食事による炭水化物の摂取量に比例して増加し、余分な炭水化物は体内に体脂肪として変換（25ｇの炭水化物が10ｇの脂肪に変わる）されます。

但し、不足するとエネルギー不足から疲労や頭の働きが鈍くなることがありますので炭水化物を全く食べないような、無理なダイエットは禁物です。

炭水化物には、消化吸収されるもの（糖質）と、消化することができないもの（食物繊維）に分けられます。

糖質は単糖類、少糖類、多糖類の三つに分類され、食物繊維は不溶性食物繊維と水溶性食物繊維の二つに分類されます。

適正な量の炭水化物は脳や体に必要ですが、過剰な摂取は蓄積され肥満の原因となるので注意が必要です。

〔**註**〕

（1）食物（カキ、ホタテ、エビ、レバーなどに多く含まれる）から摂取したエネルギーは、肝臓や筋肉に一時的に蓄えられている。

◈糖質の役割と含まれる食品

代表的な**単糖類**は、ブドウ糖、果糖、ガラクトースです。

ブドウ糖（グルコース）

全身にエネルギーを運ぶ働きがあり、筋肉を正常に動かし、血糖値を保ちます。また、脳にとって、唯一のエネルギー源となります。

ブドウ、バナナ、米、イモ類などに多く含まれます。

果糖（フラクトース）

消化吸収が早いため、すぐにエネルギーに変える働きがあり、肉体疲労やスポーツなど、エネルギーを消耗した際の体力の回復を早めます。

ブドウ、バナナ、サクランボ、ナシ、リンゴ、スイカ、蜂蜜に多く含まれます。

ガラクトース

母乳に含まれており、乳児の脳や体の成長を促進する働きがあります。

母乳、牛乳、乳製品に多く含まれています。

主な**少糖類**は、ショ糖、ラクトース、マルトース、その他のオリゴ糖です。

ショ糖（スクロース）

エネルギー源になり、グリコーゲン、中性脂肪の蓄積、血糖値を上げる働きがあります。

砂糖、サトウキビ、テンサイに多く含まれています。

ラクトース

エネルギー源になり、グリコーゲンとして蓄積され、体内組織を作る働きがあります。

母乳、牛乳、チーズ、ヨーグルトに多く含まれます。

マルトース（麦芽糖）

吸収が早いエネルギー源となり、ゆるやかに血糖値を上げ、中性脂肪を蓄積する働きがあります。

大麦、トウモロコシ、サツマイモに多く含まれます。

オリゴ糖

腸内でビフィズス菌など善玉菌の栄養源となり、腸内環境を整えて便秘の解消、血糖値の正常化、血中のコレステロールの減少、動脈硬化を予防する働きがあります。ほとんど体内に吸収されないため、糖尿病やダイエット、また、虫歯の原因になりにくい甘味料として効果があります。

大豆、バナナ、タマネギ、アスパラガス、蜂蜜などに多く含まれています。

多糖類は、デンプン、グリコーゲンの2つに分類されます。

デンプン

植物起源の多糖類でエネルギー源になり、グリコーゲンとして蓄積され、体内組織を作る働きがあります。

イモ類、穀物類、豆類に多く含まれています。

グリコーゲン

動物由来の食物から摂取したエネルギーを、肝臓や筋肉に一時的に蓄える働きがあります。蓄えられるには量には限度があり、過剰な摂取は体脂肪となります。

カキ、ホタテ、エビ、レバーなどに多く含まれています。

◇食物繊維で放射性物質の蓄積を防ぐ

炭水化物には、体内で消化吸収される糖質の他に、消化することができない食物繊維に分けられます。

食物繊維は体内で消化することができないため、消化管で吸収されず、役に立たないものとされてきましたが、研究が進み、腸内環境を整えたり、有害物質の排泄などの働きにより、重要な栄養素であることがわかりました。

食物繊維は、栄養素の中に「存在すること」自体が大きな役割を果たしています。

厚生労働省は、食物繊維の摂取目安量（18～69才）を1日当たり19～27gとしています。しかし、最近では日本人の食生活は欧米化による肉や乳製品の摂取が増え、雑穀や玄米ではない精米された米を食べるようになったため、食物繊維の摂取量が減少しています。

必要な量の食物繊維を摂取することで、腸の蠕動運動（ぜんどううんどう）[1]を活発にし、便秘の改善、有害物質の排泄、動脈硬化症、糖尿病、大腸癌などの生活習慣病（メタボリックシンドローム）の予防や改善（コレステロールや糖質の吸収を遅らせる働き）に効果があります。

食物繊維を必要量摂取することで、便通がよくなり、放射性物質などの有害物質の蓄積を防ぐことができます。

〔註〕

（1）腸の筋肉が伸び縮みを繰り返し、大腸に溜まった便を肛門まで押し出す運動のこと。低下すると大腸での便の流れが悪くなり、便秘になりやすい。

◎食物繊維の役割と含まれる食品

食物繊維には、水に溶けない不溶性食物繊維と、水に溶ける水溶性食物繊維に分類されます。

不溶性食物繊維

セルロース

穀物の皮に多く含まれ、便秘、大腸癌の予防、体内の有害物質を排泄する効果があります。

ヘミセルロース

穀物、大豆、ゴボウなどに多く含まれています。

ヘミとは「半分」の意味で、その名のとおりセルロースに準じた働きがあります。腸内の善玉菌を増殖させることで、便秘の予防や有害物質の排泄などに効果があります。

穀物、大豆、ゴボウなどに多く含まれています。

グルカン

癌を防ぐキノコの食物繊維で、体の免疫力を高め、生活習慣病を予防したり抗癌作用に効果がある成分です。

キクラゲ、干しシイタケなどキノコ類に多く含まれています。

キチン・キトサン

カニの甲羅（こうら）やエビの殻に含まれ、血中コレステロールの低下や体内に取り込まれた有害物質を排泄させる効果があります。

カニ、シャコの甲羅、エビの殻などに多く含まれています。

リグニン

血中コレステロールの抑制や、腸内の善玉菌を増やす効果があります。豆類、カカオ、イチゴ、ナシ、ラズベリーなどに多く含まれています。

コーンファイバー

トウモロコシの皮に含まれる繊維で、コレステロールや血糖値の抑制、有害物質の吸着・排泄する効果が認められています。食品には添加したクッキー、ビスケット、パンなどがあります。

ペクチン

不溶性と水溶性の二種類に分類されます。不溶性のペクチンは、未熟な果実に含まれており、熟成するにつれて水溶性に変わる特徴があります。腸内の有害物質を吸着し、排泄する働きにより、便秘や大腸ガンの予防や放射性物質を除去する効果があります。

	食品名	ペクチン	セルロースとヘミセルロース
果物類	リンゴ	1.0	1.0
	サクランボ	0.4	0.6
	オレンジ	0.6	1.6
	レモン	0.5	1.4
	モモ	0.7	1.1
	ナシ	0.6	0.8
	アンズ	0.9	0.6
	イチゴ	0.7	4.2
	スイカ	0.5	0.6
	メロン	0.4	0.8
	ブドウ	0.6	1.2
野菜類	ナス	0.4	1.4
	キャベツ	0.6	1.5
	ジャガイモ	0.5	1.3
	タマネギ	0.4	0.9
	ニンジン	0.6	1.5
	キュウリ	0.4	0.8
	トマト	0.3	0.9
	カボチャ	0.3	1.4
	エンドウマメ	3.0	10.1
	インゲン	3.7	3.9
穀　類	小麦	0.5	7.7
	大麦	1.2	9.5
	ライ麦	2.0	11.0
	米	1.0	13.1
	脱穀米	—	0.4
	脱穀キビ	—	4.6

食物繊維のおもな食品

（ペクチン・セルロース・ヘミセルロース、g／100g）

また、水溶性ペクチンは、血糖値の急な上昇を防ぎ、コレステロールの吸収を抑える働きがあるため、糖尿病や高脂血症、動脈硬化、胆石などの予防効果があります。

リンゴ、ミカン、オレンジ、アンズ、エンドウ豆、インゲンなどに多く含まれています。

水溶性食物繊維

アルギン酸

高血圧の予防に効果的で、血糖値の上昇や血中コレステロールの抑制作用、便秘解消、動脈硬化の予防に効果があります。

昆布、ワカメ、モズクなどに多く含まれています。

グルコマンナン

コンニャクに含まれる食物繊維で、食べたものを胃で包み込んで、消化・吸収を低下させる働きがあるため、糖尿病や高脂血症の予防に効果があります。また、胃の中でふくらみ、満腹感を与えるのでダイエット食品などに活用されています。

コンニャクや添加したダイエット食品などに含まれています。

コンドロイチン硫酸

組織にうるおいを与え、栄養吸収や新陳代謝を促進するなどの働きがあります。骨粗しょう症の予防、目の角膜や水晶体、肌のみずみずしさなど、細胞の保湿力や弾力性を保つ効果があります。

ワカメ、昆布、モズク、フカヒレ、スッポン、オクラ、ヤマイモ、ナメコに多く含まれます。

フコイダン

抗アレルギーや肝機能の向上、血圧抑制などの効果があります。

昆布、ワカメ、モズクなどに多く含まれています。

ポリデキストロース

もとは、糖尿病予防や高脂血症のため、医療用に開発された食物繊維で、トウモロコシを原料とした人工の水溶性食物繊維です。

整腸作用や肥満予防、発がん性物質の排泄、血糖値や血中コレステロールを下げる効果があります。

食品には添加した飲料、ビスケット、加工食品などがあります。

◇脂質は生命のエネルギー源

脂質は１ｇあたり、９キロカロリーのエネルギー〈炭水化物〈糖質〉を生み、タンパク質に比べ、約2倍〉。余った分は、皮膚の下や腎臓の周辺、腸網膜に蓄えられて、外部の低温から組織を守る役目や食事中に脂肪分が不足したとき、飢餓状態のときなどに内部器官を守るためにエネルギー源として放出されます。

エネルギー源以外に、ホルモンや細胞膜や消化に必要な胆汁酸の原料となり、細胞の機能を向上させる働きがあります。

また、油脂に溶ける脂溶性ビタミン(1)〈ビタミンA、D、E、Kなど〉の吸収に役立っており、不足すると発育障害や、皮膚炎の原因となりますが、過剰摂取による肥満には注意が必要です。

脂質は、結合の種類によって飽和脂肪酸と不飽和脂肪酸とに分類されます。

飽和脂肪酸

牛や豚や乳製品に多く含まれ、常温で固体となるのが特徴で、中性脂肪やコレステロールの値を上げる働きがあるため、高脂血症や動脈硬化との関連が高い脂肪酸と考えられています。

バター、マーガリン、肉類の脂肪などに多く含まれています。

不飽和脂肪酸

種子の油や青魚に多く含まれ、常温で液体となるのが特徴で、心臓、循環器、脳、皮膚といった重要な器官や組織に必要な栄養成分であるため、「必須脂肪酸」と呼ばれています。

主にコレステロールを下げる働きがあり、一部の不飽和脂肪酸には、脳の機能を高めたり、アレルギー症状の緩和など、有効な働きがあります。

体に不可欠なエネルギー源の脂質は、不飽和脂肪酸の油を摂取することが重要です。飽和脂肪酸の過剰摂取は中性脂肪やコレステロール値を上昇させます。

〔註〕

（1）油になじむ性質があり、油脂と一緒に摂ることで吸収率が上がる。

◇必須脂肪酸の役割と含まれる食品

必須脂肪酸とは、体内で合成ができないために食品から摂る必要がある不飽和脂肪酸の総称で、オメガ-6とオメガ-3に分類できます。

オメガ-6　リノール酸、γ-リノレン酸、アラキドン酸

オメガ-3　エイコサペンタエン酸（EPA）、ドコサヘキサエン酸（DHA）、α-リノレン酸

オメガ-6

リノール酸

中性脂肪やコレステロール値を下げる作用があり、生活習慣病を予防する

効果があります。
サフラワー油、ひまわり油、コーン油、大豆油、綿実油などの植物性脂に多く含まれています。

γ-リノレン酸

アレルギーや生活習慣病の予防、改善などに効果があります。月見草や母乳に比較的多く含まれ、通常の食品にはそれほど含まれないため、添加した商品から摂取できます。

アラキドン酸

コレステロール値を下げる作用や肝機能の向上、アレルギー予防、改善などに効果があります。また、妊娠後期の胎児や出生直後の乳児の発育に、特に不可欠で、不足すると正常な発育が阻害されることがあります。
牛レバー、豚レバー、鶏肉などに多く含まれています。

オメガ−3

エイコサペンタエン酸（EPA）

血液中の中性脂肪を減らす働きがあり、アレルギー症状や血管性の病気の予防、改善、慢性関節炎などにも効果を発揮します。

主に青魚の脂肪に含まれており、生食や煮魚の方が多く摂取できます。

ドコサヘキサエン酸（DHA）

生活習慣病の予防、改善、眼の機能回復に効果が得られます。また、乳幼児の脳の発達や視力の向上に不可欠です。

アンコウ、マグロ、サバなどの魚に多く含まれています。

α−リノレン酸

血圧を下げ、血栓を防ぐ働きにより、生活習慣病、高血圧の予防にも効果があります。熱に弱く、酸化しやすいため、、サラダのドレッシングや和え物など、できるだけ生食で摂ることが必要です。

エゴマ、クルミ、菜種油、大豆油などに多く含まれています。

◇ビタミンは免疫力を強化する

ビタミンは、他の栄養素が円滑に働くために必要な栄養素です。大部分のビタミンは、体内では造れません。造れるとしても、きわめて少量です。不足すると、皮膚炎、口内炎、貧血や乳幼児の成長に障害が起きることもあります。

また、環境が放射能で汚染された状況下では、ビタミンが不足すると放射能物質に対する体の安定性が低下します。

放射能物質からの放射を受けて急激に生じたフリーラジカル[1]（代表的なものに活性酸素がある）により、体内のタンパク質や糖、脂質などやタンパク質で構成される酵素自体も酸化され、体内酵素の働きも鈍ります。つまり、体がサビた状態になり、成人病や癌などのリスクが高くなります。しかし、ビタミンには、フリーラジカルが活性化するのを抑え、免疫力を強化する働きがあります。

ビタミンには、水に溶ける水溶性ビタミンと、油脂に溶ける脂溶性ビタミンがあります。

水溶性ビタミンは多量に摂っても過剰分は尿の中に排泄されますが、脂溶性ビタミンは体の中に蓄積されるため、摂取量の注意が必要です。

毎日適量のビタミンを摂取すれば、放射性物質によるフリーラジカルを抑制し、免疫力を強化することができます。

〔註〕

（1）一つの軌道に電子が一個しか存在しない不対電子を持つ原子または分子のこと。通常、原子は原子核中心に、各電子軌道に二個の電子が対になって安定している。フリーラジカルは対でないために不安定で、他の分子から電子を取って自分は安定になろうとする。

◇水溶性ビタミンと脂溶性ビタミンの役割と含まれる食品

ビタミンには、水溶性ビタミンと脂溶性ビタミンがあります。水溶性ビタミンは、ビタミンＢ群とＣに分類されます。水に溶けるために過剰に摂取しても尿と一緒に排泄されます。体に蓄えておくことができないので、毎日摂取しなければ欠乏症を発症するおそれがあります。脂溶性ビタミンは、ビタミンＡ、Ｄ、Ｅ、Ｋに分類されます。脂分に溶けるビタミン類で体に蓄積されるため、過剰摂取には注意が必要です。

水溶性ビタミン

ビタミンB１（チアミン）

炭水化物（米、パン）や砂糖などをエネルギーに変える働きを助けます。不足すると疲れやすい、筋肉痛を起こしやすい、集中力がなくなる、イライラするなどの症状が現れます。

ウナギ、タラコ、豚肉、鶏レバー、玄米などに多く含まれています。

ビタミンB２（リボフラビン）

成長を促進する働きがあり、不足すると肌荒れ、舌炎、口内炎、目の充血などの症状が現れ、成長期の子供の場合、成長障害が起きることがあります。

ウナギ、レバー、ハツ、卵、納豆などに多く含まれています。

ナイアシン（ニコチン酸、ニコチンアミド）

血行の改善や、皮膚、神経を健康に保つ、コレステロールや中性脂肪、二日酔いの原因となるアセトアルデヒドの分解に働きます。不足すると食欲不振、不安感、皮膚の炎症などの症状が現れます。

レバー、鶏肉、カツオ、マグロ、イワシなどに多く含まれています。

パントテン酸

副腎皮質ホルモンの生成をうながし、ストレスに対する抵抗力を向上させる作用や免疫力の強化、善玉コレステロールを増加させる働きがあります。不足すると抵抗力の低下から、風邪などの感染症にかかりやすくなります。

レバー、鶏肉、卵黄、タラコ、納豆などに多く含まれています。

ビタミンB6（ピリドキシン）

タンパク質の代謝をスムーズにし、免疫力の向上や花粉症、ぜんそく、慢性鼻炎などアレルギー症状を軽くする働きがあります。不足すると蕁麻疹など皮膚の炎症や口内炎などの症状が現れます。

レバー、カツオ、マグロ、サケ、ニンニクなどに多く含まれています。

ビタミンB12（コバラミン）

造血にかかわり赤血球の生成を助ける働きがあります。不足すると悪性の貧血や神経組織の代謝に悪影響を及ぼします。

牛レバー、アサリ、シジミ、アカガイ、スジコなどに多く含まれています。

ビタミンC（アスコルビン酸）

皮膚や骨、血管を丈夫に保つ、ミネラルの吸収を助ける、シミのもとであるメラニン色素の生成を防ぐ、血中コレステロールを下げるなどの働きがあります。

また、免疫力を強化し、癌の抑制や予防、放射線被ばくに対して細胞の抵抗力を高めます。不足すると壊血病[1]、肌のハリの衰えやシミ、疲労感や脱力感、アレルギー症状の発病、ストレスに弱くなるなどの原因にもなります。

アセロラ、パセリ、ピーマン、レモン、ゴーヤなどに多く含まれています。

ビオチン

健康な皮膚や爪、毛髪を作る働きがあり、白髪や抜け毛の予防、筋肉痛を和らげる効果もあります。不足すると皮膚炎、結膜炎、疲労感、倦怠感、白髪、脱毛、不眠などの神経障害が起こります。

レバー、卵黄、イワシ、落花生、大豆、クルミなどに多く含まれています。

葉酸(プテロイルグルタミン酸)

他のビタミンと協力し、赤血球やタンパク質、遺伝子の合成などに働きます。不足すると口内炎や舌などの粘膜の炎症、胃潰瘍や腸管潰瘍、免疫力の低下などの症状が起こります。

レバー、ウナギ、ウニ、枝豆、モロヘイヤ、パセリなどに多く含まれています。

〔註〕

(1)ビタミンCの欠乏により、皮膚や歯肉からの出血、貧血、衰弱などの症状が起こる病気。

脂溶性ビタミン

ビタミンA

レバーなどの動物性の食品に含まれるレチノール、緑黄色野菜などの植物性食品に含まれるカロテン（α-カロテン・β-カロテン）の2種類があり、皮膚や目、口腔、気管支、肺、胃腸、膀胱、子宮などの粘膜を健康に保つ働きがあります。また、免疫力の向上、夜盲症などを防ぐ働きや悪玉コレステロールを減少させる効果もあります。不足すると感染症にかかりやすい、抜け毛、暗いところで目が見えにくいなどの症状が起こりやすくなります。

レバー、ウナギ、シソ、モロヘイヤ、ニンジンなどに多く含まれています。

ビタミンD

カルシウムやリンの吸収をサポートし、骨の形成や成長を促す働きがあります。

通常は陽にあたると体内で合成されるので、不足の心配はありませんが、不足すると大人は骨軟化症、骨粗鬆症、子供はクル病[1]が発症しやすくなります。また、放射性ストロンチウムの吸収と沈着を促します。

アンコウの肝、シラス干し、イワシ、キクラゲなどに多く含まれています。

ビタミンE（トコフェロール、トコトリエノール）

抗酸化作用があり、細胞の老化を防ぐ働き、動脈硬化や脳卒中、心筋梗塞、高血圧などの予防、冷え症や肩こり、腰痛などの改善に効果があります。

不足すると細胞の老化が進み、生活習慣病、癌などにかかりやすくなります。

煎茶、トウガラシ、アーモンド、サフラワー油、コーン油などに多く含まれています。

ビタミンK

緑黄色野菜や海藻などに含まれるK１と、腸内細菌によって合成されるビタミンK２の２種類があり、出血したときに血液を凝固させたり、骨を丈夫に保つ働きがあります。不足すると骨粗鬆症にかかりやすくなります。煎茶、パセリ、シソ、モロヘイヤ、納豆、などに多く含まれています。

〔註〕

（１）陽にあたる量やビタミンDの欠乏が原因で、脊椎や四肢骨の湾曲や変形が起こる小児の病気。

◇ミネラルの役割と含まれる食品

ミネラル（無機化合物）は、人体を構成する微量な栄養素ですが、生命活動や維持に欠かせない働きを行います。毎日、人は便、尿、汗の形で約26グラムの無機物質を排出しています。このことからもミネラルを食物から補給する必要性がわかります。

ナトリウム（Na）

カリウムと連携して細胞の浸透圧を保ち、細胞内外の水分調整、体液のpH調節、血液中にミネラル成分が溶け出すのを助ける働きをします。下痢や大量の汗などで不足すると食欲や筋力の低下につながります。日本人の場合は不足より塩分の摂り過ぎによる高血圧や脳卒中のリスクが高いため、摂取よりも減塩（食塩の一日の目標値は10ｇ）を心がけることが大切です。

インスタント食品や加工食品中の塩分に多く含まれています。

カルシウム（Ca）

骨や歯を作り、健康に保つために必要で、精神安定、放射性ストロンチウムの吸収と蓄積を抑制する働きがあります。不足すると骨が脆くなり、骨粗鬆症、骨軟化症、イライラ、腰痛、高血圧・不整脈・動脈硬化などの症状を引き起こします。また放射性ストロンチウムの吸収と蓄積が起こります。

牛乳、チーズ、煮干、干しエビ、シラス干し、ヒジキなどに多く含まれます。

リン（P）

カルシウムと結合して骨や歯を作る働きがあり、不足すると骨軟化症や発育不全、腎機能が低下することもあります。

牛乳、チーズ、煮干などに多く含まれ、カルシウムも同時に摂取できます。

鉄（Fe）

血液の中で赤血球中のヘモグロビンにヘム鉄として取り込まれ、全身に酸素を運ぶ働きをします。鉄分が不足すると全身に酸素が行き渡らないため、冷え性や貧血、めまい、倦怠感（けんたいかん）、食欲不振、頭痛などの症状を起こします。豚・鶏レバー、アサリ、ヒジキ、キクラゲ、納豆などに多く含まれています。

カリウム（K）

ナトリウムと連携して、細胞の浸透圧を維持する働きをします。また、細胞内にある余分なナトリウムの排出を促進して血圧の上昇を抑える作用や腎臓の老廃物の排出を促す効果があります。不足するとナトリウムが過剰になり、血圧の上昇や夏バテ、手足のケイレン、不整脈などの症状を引き起こします。カリウム不足は放射性セシウムの吸収と蓄積が起こります。パセリ、ホウレンソウ、アボカド、昆布、ワカメなどに多く含まれています。

銅（Cu）

ヘモグロビン、メラニン色素、骨や血管を強化するコラーゲンやエラスチンの生成や脂肪と活性酸素が結びついてできる過酸化脂質の生成を抑える働きがあり、不足すると貧血や骨粗鬆症、関節リウマチなどの症状を引き起こします。

シャコ、エビ、カニ、カキ、納豆などに多く含まれています。

マグネシウム（Mg）

カルシウムやリンと連携して骨や歯の発育や強化する働きがあります。

また、300種以上の酵素の働きを助け、血圧の維持や体温調節、動脈硬化の予防、筋肉の働きの正常化などの作用があります。不足すると高血圧、不整脈、心臓発作、血栓、腎臓結石、骨粗鬆症などの症状を引き起こします。

ナマコ、シラス干し、ワカメ、昆布、油揚げなどに多く含まれています。

セレン(Sn)

過酸化脂質を分解する働きがあり、ビタミンEを一緒に摂取すると抗酸化作用が増して、老化や動脈硬化、癌を予防します。また少量のセレンの投与によって免疫活性を再生する、放射線に対する抵抗性を高める、乳腺、脳下垂体、甲状腺などの腫瘍の発生を低下させるなど、放射線防御の役割が明らかになっています。

マグロ、カツオ、サバ、アジ、カキなどに多く含まれていますが、日本人の食事では不足の心配はありません。

亜鉛(Zn)

遺伝子情報の合成や、骨、爪、髪などの発育、活性酸素の抑制、免疫機能の強化、味覚や嗅覚の正常化などの働きがあります。不足すると脱毛や肌荒れ、味覚障害などの症状を起こします。

カキ、ホヤ、カニ、豚レバー、牛肉などに多く含まれています。

コバルト（Co）

悪性の貧血の予防や神経の働きを活性化する働きがあり、不足すると貧血や筋肉の萎縮などの症状を起こします。ビタミンB12の重要な構成成分です。肉類、レバー、魚介類、チーズなどに多く含まれていますが、日本人の食事では不足の心配はありません。

硫黄（S）

皮膚や髪、爪の健康を保つ効果や有害なミネラルの蓄積の防止、細菌感染の抵抗力の向上、肝臓の胆汁分泌を助ける働きがあります。不足すると皮膚炎やシミ、脱毛、解毒力の低下などの症状が現れます。

魚介類、肉類、卵、チーズなど、タンパク質が豊富な食品などに多く含まれています。

ヨウ素（I）〔ヨード〕

甲状腺ホルモンを作るために必要なミネラルで、摂取すると血液中から甲状腺に蓄積されホルモンとなり、タンパク質や脂質、糖質の代謝を高め、基礎代謝や発育を促進する働きがあります。不足すると甲状腺腫を引き起こします。海産物に多く含まれますが、日本人の摂取量は減少傾向にあります。

チェルノブイリの場合、食習慣から事故以前に既に食物中のヨウ素不足だったため、甲状腺癌を引き起こしました。

昆布、ワカメ、ヒジキ、ウズラの卵、タラ、寒天などに多く含まれています。

マンガン（Mu）

他のミネラルと協力して骨や関節を丈夫にする結合組織の合成や酵素の活性化、各種ホルモンの分泌を活発化、タンパク質を合成してエネルギーを生み出すなどの働きがあります。不足すると糖尿病の誘発や発育不全、動脈硬化などの生活習慣病を引き起こすリスクが高まります。

煎茶、ショウガ、シソ、玄米、納豆などに多く含まれています。

モリブデン(Mo)

鉄の働きを促し、貧血の予防や造血、老廃物である尿酸や糖質、脂質の代謝に係わり、食道癌のリスクを下げる働きがあります。不足すると貧血などの症状を引き起こします。

牛レバー、大豆、エンドウ豆、ソラ豆、小豆などに多く含まれています。

クロム(Cr)

３価クロム(自然界に存在)と６価クロム(人為的に産出)に分類され、３価クロムは糖尿病の予防やコレステロール値を正常にして動脈硬化や高血圧を予防する働きがあります。

6価クロムには強い酸化作用があり、毒性が強く、有害です。
ワカメ、ヒジキ、煎茶、大豆、そば粉などに多く含まれています。

第3章
毎日の食事と生活

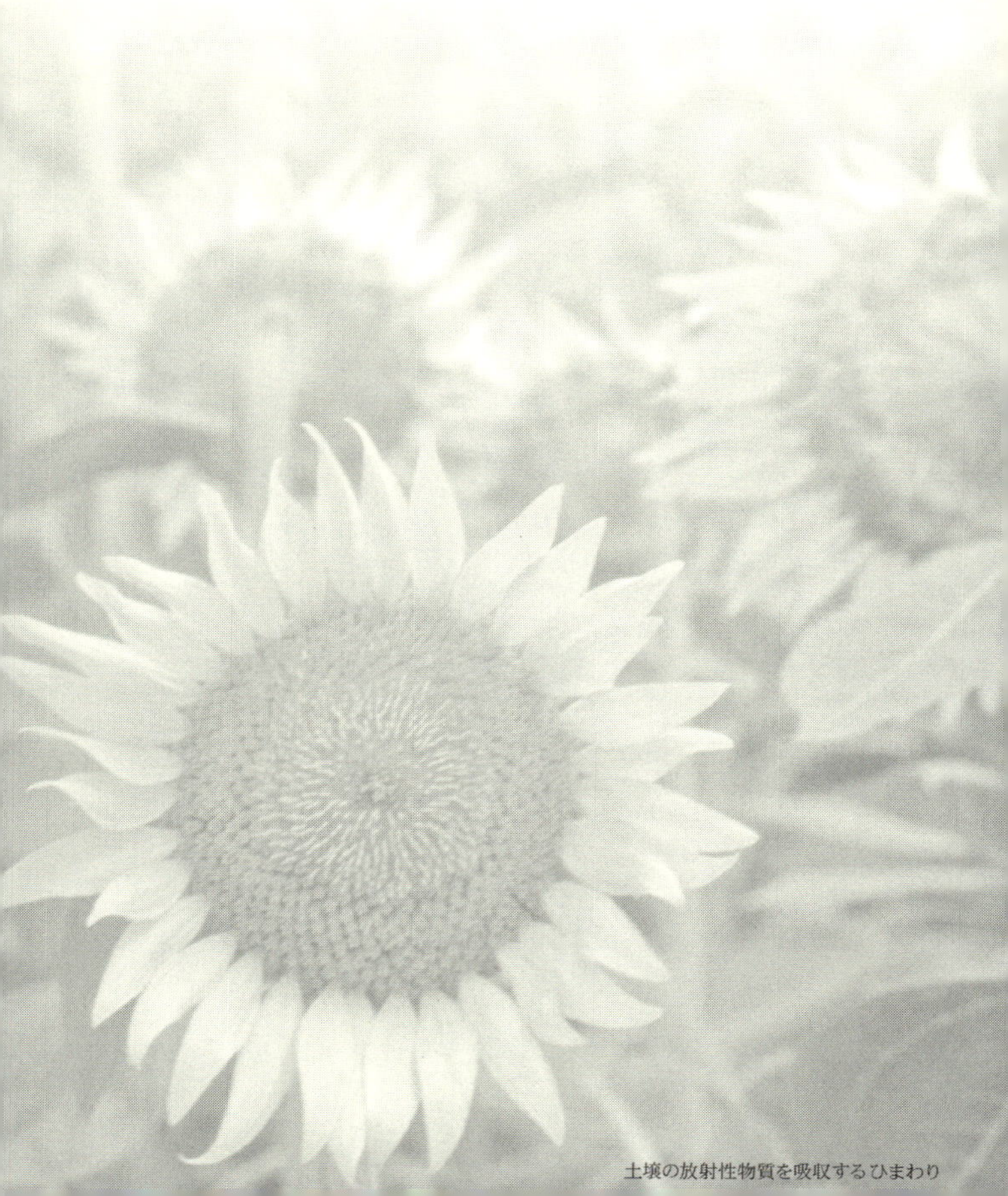

土壌の放射性物質を吸収するひまわり

◇飲料水は安全なのか？

東北関東大震災以降、福島第一、第二原発事故に伴う放射能被害により、各地で水道水の乳児基準値を超える放射性物質が検出され、摂取制限期間が設けられました。

しかし、摂取制限された水道水が、数日後には解除されています。これは事故当時、制限値を超えていたものが一過性の放出であったために、制限値以下になったからです。

但し、ヨウ素については気候条件などにもよりますが、事故から1ヶ月程度は要注意です。以後は、半減期が8日と短いために問題にならなくなります。セシウムとストロンチウムは、半減期が約30年と長いので注意が必要です。注意することは井戸水を飲用しないことです。高レベルの汚染状態時では、飲み水に注意が必要です。

原発事故前の水道水にも、ヨウ素やセシウムが入っていたという意見もあります。昔の地上核実験などで発生したものが微量に存在しており、値はゼロではありませんが、人体にとって問題にならないような値です。

水道水の放射能の量はヨウ素、セシウムとも健康に被害はない、安全だ、と毎日のように言われています。確かに微量なので、今すぐには問題が出ないのかもしれませんが体内への蓄積を不安視する声も多く聞かれます。

元素は胃腸で吸収されますが、同時に排泄もされます。仮に体内に取り込む可能性があるときでも、高レベルの汚染状況下のときに注意すれば徐々に体内の放射能は下がっていきます。

また、体内に取り入れた放射線量に比例して、発癌のリスクは高くなると言われていますが、被ばく線量が200ミリシーベルト（Sv）を超えないと、はっきりとした症状は体に現れません。これ以下の線量では、比例するのか、しないのか、まだ定説はありませんが、低い被ばく線量でも癌は起こりうる、との前提で放射線の防護が考えられています。

放射性事故が起こった場合、飲み水には注意が必要です。

ＷＨＯ（世界保健機関）では、放射性ヨウ素131の水質ガイドラインを左表のように定めています。日本のガイドラインは300 Bq（乳児は100 Bq）と、30倍も緩やかです。

この場合の低いＷＨＯの値は平常時（事故でないとき）の値で、日本の値は緊急時（事故時、事故直後）の値です。なお、機関や国により、勧告された値には違いがあります。

ガイドライン名	水中における最大放射能勧告レベル（Bq/ℓ）	このレベルの水を1年間飲用した場合と同量の放射線量
WHO飲料水水質ガイドライン	10	ニューヨーク～ロンドン間の飛行機のフライト
日本の暫定（非常時）基準値大人	300	1年間に浴びる自然放射線量もしくは胸部のレントゲン検査10～15回分
日本の暫定（非常時）基準値乳児	100	
IAEAの定める原子力危機の際の運用上の介入レベル	3,000	該当しない（緊急事態初期に初動を促す際にのみ使用されるべきである）

◆ペットボトルのミネラルウォーターについて

東京の浄水場で放射性物質が検出されて、ペットボトルのミネラルウォーターが品不足になったり店頭から姿を消しました。事故の直後など水源が汚染されると、一過性ですが水道水の放射能が高くなることがあります。避難するときなどは、ペットボトルを持参することは賢明な判断です。

ミネラルウォーターは、除菌されて詰められています。衛生的には保障されていますが、事故後は放射性物質が地下水となり、原水が汚染する可能性は捨て切れません。ラベルを見て、汚染地域から離れたところで採取された水を購入しましょう。

ミネラルウォーターは、水に含まれるカルシウムとマグネシウムの含有量によって、一定水準より少ない場合を軟水（なんすい）、多い場合を硬水（こうすい）と、分類しています。日本国内で産出されるミネラルウォーターは軟水のものが多く、輸入品には硬水が多くなります。

基本的にミネラル値が高い硬水は赤ちゃんのお腹に良くないので、赤ちゃんのミルク作りなどはミネラル含量が少ない（硬度が低い）軟水を使いましょう。

自然放射性物質の点からは、硬水には天然のウランやトリウムが多く含まれていますが、法律やＷＨＯのガイドラインではウラン含有量は１リットルあたり、２マイクログラム（24ミリBq）以下で管理されているので安全です。

ペットボトルの空容器は再利用できますが、衛生面からの注意が必要です。水道水などを詰めて使用するときは、水道水に含まれている殺菌剤が有効なうちに使用すべきです。

放射線事故後は汚染地域から離れた場所で採取されたミネラルウォーターの購入をお勧めします。但し、乳児のミルク作りには、軟水を使ってください。

◇浄水器について

震災以降、浄水器メーカーに消費者や小売店などから、ヨウ素などの放射性物質を浄水器でろ過できるのかという問い合わせが多いそうです。活性炭はヨウ素を、イオン交換樹脂はセシウムなどの陽イオンを除くことがわかっています。水道水が気になるようなら、家庭で簡易型の浄水器を使用（交換容量が小さいので交換は小まめに）してください。

スーパーなどの(1)逆浸透膜浄水システムも量的な制約がありますが一つの選択になるでしょう。

但し、家庭用の逆浸透膜浄水器については、社団法人の浄水器協会が留意すべき点として、「家庭用品品質表示法」による規定の「JIS S 3201 付属書J」の適合膜か、海外からの輸入品や外国での組立て製品の場合には、日本国内での規格適合性を確認しているか、消費者への対応においてメンテナンスが重要で、一概に逆浸透膜浄水器と判定できない場合があると、注意を呼びかけています。

また、6月30日付けの日本放射線安全管理学会の放射性ヨウ素安全対策アドホック委員会 水分析班の発表によると、家庭用のポット型浄水器の有効性について実験した結果、ヨウ素70％以上、セシウム80％以上が除去できたと報告されています。

浄水器は、家庭用の簡易型の浄水器でも一定の除去効果が期待できます。

〔註〕

（1）水溶液中の水の分子のみ通過させ、他の物資を除去する方法の浄水器。

◇放射性物質を減らす調理法

チェルノブイリでは畜産食品への放射性物質を減らす目的のために、除洗（じょせん）や家畜飼育、科学的大量の処理に指定された施設などは必ずしも上手く機能せず、効果的ではありませんでした。食品中の放射性物質の低減には、食品加工技術や調理法が明らかに役立っていました。日本は他の国に比べると放射線防護の観点から食材の宝庫といえます。

免疫力を上げるバランスの良い食事は、まずカロリー源の炭水加物に加えて良質なタンパク質、油脂類（不飽和脂肪酸類、ステロイド）に加えて体機能の調整に必要な必須アミノ酸、必須微量元素（ミネラル）、ビタミン、ポリフェノール類が含まれていることが必要です。また、放射性物質（セシウム、ストロンチウムなど）の小腸での吸収阻害、排泄促進には食物繊維が有効と言われています。

この観点から日本は海に囲まれた島国であるために海草類、キノコ類、野菜類、果物類、種実類に豊富であり、さらに放射線防護作用があるといわれている味噌、醤油、納豆など伝統的な発酵食品に富んでいる点で、昔から優れた食事を形成しています。

つまり、海草類、特にコンブはミネラル分に豊富であると共にアルギン酸塩が多く含まれ、リンゴ、ミカンにはペクチン物質が含まれており、いずれも放射性物質の排泄促進作用が知られています。

7月8日に福島県産の牛肉から国の基準値の4.6倍にあたる２３００Bqのセシウムが検出されました。子供や妊婦が居る世帯では、汚染された地域からできるだけ遠方の産地の食材を選択し、食べるようお勧めします。安心できる食材が手に入らない、食材に不安がある方々のために放射性物質を減らす調理法を、食材ごとに説明します。

少しでも汚染の無い料理を作りたいときには、放射性物質、汚染状況、食材の違いによって、次の①～④のいずれかの処理を行います。

①水（温水）でよく洗う　②茹でる、煮る

③お酢に漬ける　④食塩水に漬ける

これらの料理法により、10～80％の放射性物質を除くことができます。これは放射性物質が水や酸（重曹（じゅうそう）などの食用アルカリ類）によく溶け出す性質を利用したものです。いずれも洗った水や茹（ゆ）で汁、漬け汁は、食べずに捨ててください。放射性物質が濃縮（のうしゅく）しているからです。さらに、食材を前処理なしに焼いたり、油で炒めたり、天ぷらにするのは勧められません。料理するときにこの点を考えて工夫することは、少しでも放射性物質を取り込まないために重要と考えます。

最後に、この方法を行うにあたり、注意点があります。

海草類、種実類玄米などは栄養価も高いのですが、放射性物質も溜まりやすい食材です。汚染していないものを利用しましょう。

前処理することで肝心の栄養素が抜けてしまいます、必要に応じて、調味料やサプリメントなどで補強してください。

浸け洗いの前処理の時間が長いと悪い菌が増殖し、食中毒になる危険性があります。

個々の食材の下処理法

野菜類

カブや大根などは汚染度の高い外側の葉を除いてから、多量の水（温水）で洗います（大量の水を使い、水を入れ替えることは洗浄の基本です）。皮がむけるものは、皮をむき、さらに繰り返しぬるま湯で洗います。表面に凸凹がある場合は、その中に放射性物質が挟（はさ）まっている可能性があるので、特に入念に除去する必要があります。これらの洗浄によって、表面や表面層にある放射性物質の50％以上を除去することができます。放射性物質は水溶性で湯に溶けやすいため、野菜類は茹でてから調理する方法をお勧めします。茹で汁には放射性物質が溶け込んでいるので、捨ててください。味噌汁の具にする野菜は、茹でこぼしてから使用します。汚染が気になる葉もの野菜は、茹でてから水洗いし、おひたしにすると、さらに放射性物質を減らすことができます。また、放射性物質は酸に溶けやすいため、酢洗いや、酢漬けにすれば、さらに効果は高まります。

果物類

多量の水（温水）で洗い、皮をむきます。果物の表面に凸凹がある場合、その中に放射性物質が挟まっている可能性があるので、特に入念に除去する必要があります。イチゴやサクランボなど、皮をむかない果物はしばらく、きれいな水に浸（ひた）しておきます。

肉類

きれいな塩水に2～3時間浸します。レシピの内容から許されるだけ小片にしたあと水煮することで放射性物質を煮汁に移行させます（約80％の放射性セシウムを除去することができます）。煮汁は必ず捨ててください。煮る以外では、酢につける方法も効果がありますが、夏場は肉が腐る可能性もあるので注意が必要です。

魚類

今回の事故では海の汚染が深刻になるでしょう。魚を食べる場合は、ストロンチウムを除くためにウロコ、ヒレ、頭、内臓、骨を取り除き、50～100gの切り身にします。

その切り身を、4～6％の食塩水に約1日浸します。時々食塩水を換えることでセシウムの含有量を87～99％除去できます。

また、放射性物質は酸に溶けやすいため、酢洗いや、酢漬けにすれば、さらに効果は高まります。使った酢は捨ててください。

貝類

塩水につけて砂抜きをした後、貝殻を、多量のきれいなぬるま湯で洗います。

アサリやハマグリなどは、一度水煮します。放射性物質が溶け込んでいる茹で汁は捨ててください。味噌汁の具にする場合は、茹でこぼしてから使用します。

アカガイやアオヤギなどは酢洗いし、酢の物にすれば、さらに効果は高まります。酢洗いに使った酢は捨ててください。

(注) ここで示した除去割合(%)は、あくまでも目安です。食材の汚染状況、種類、新鮮度などにより変わります。

次頁から、①栄養強化、②放射性物質の除去、③体内での放射性物質の排泄の促進の3点を考えて、調理の参考となるレシピを載せました。

1.酢漬け(ピクルス)

放射性物質は水や酸性のお酢によくとけます。酢漬けにすることで食材中にある放射性物質を減らすことができます。但し、放射性物質が移っている漬け酢の方は食べないようにしましょう。

昆布は食物繊維、ミネラルが豊富に含まれ、特にアルギン酸塩はストロンチウムなどの放射性物質の腸内での吸収を防ぐ効果があります。

お豆の酢漬け

■材料(2人分)

・大豆(ゆでた物) 1カップ　・いんげん豆(ゆでた物) 1/2カップ
・枝豆(ゆでた物) 1/2カップ　・ひよこ豆(ゆでた物) 1/2カップ
・一味唐辛子少々
漬け酢:酢100cc、水100cc、砂糖大さじ1、
塩小さじ1+1/2、醤油小さじ1

★作り方

① お鍋に漬け酢を入れ一度煮立て、ガラスボールに入れて冷まします。
② 二重にしたビニール袋に豆類、昆布を入れます。
③ ①の漬け酢と一味唐辛子少々を入れ、漬け酢に豆類が浸かるようにビニール袋をしぼります。
④ 1時間後には食べられます。

▲料理のヒント

サラダ油やオリーブ油大さじ2とローリエ1枚、タイム少々を入れると洋風になります。

サワーキャベツ

■材料（2人分）

・キャベツの葉6枚　・ニンジン1/2本
・昆布20cm　・粒コショウ5粒
漬け酢：酢100cc、水100cc、塩小さじ1、
　　　　砂糖大さじ1、湯通し用塩大さじ1

＊洗い酢：水500ccに酢大さじ1を入れた液

★作り方

① 漬け酢をお鍋に入れ一度煮立て、ガラスボールに入れて冷まします。

② 野菜をよく水洗いして、キャベツの葉脈の太いところはそぎ落とし、幅1cm・長さ5cm程度の食べやすい大きさに切ります。

③ ニンジンは外皮を取り除き、幅2～3mmに切り洗い酢に20分漬けて、水切りします。

④ 昆布はキッチンバサミなどで細切りにします。

⑤ 大きめの鍋に湯を沸かし、湯通し用に塩大さじ1を入れてキャベツをさっと湯通しし、ザルにあげて冷まします。

⑥ 二重にしたビニール袋にキャベツ、ニンジン、昆布を入れます。

⑦ ①の漬け酢と粒コショウを入れ、漬け酢に野菜が浸かるようにビニール袋をしぼります。20分後には食べられます。

＊常温で1～2日、冷蔵庫で5日以内にはお召し上がりください。

▲料理のヒント

大きい葉のままで漬けると、おいしいロールキャベツの材料になります。

五色野菜の酢漬け

■材料（２人分）

・キュウリ１本　・ニンジン1/2本　・セロリ1/2本
・黄パプリカ1/2個　・ショウガ１片　・唐辛子２本
・昆布20cm

漬け酢：醸造酢100cc、水100cc、砂糖大さじ２、塩小さじ２

＊洗い酢：水500ccに酢大さじ１を入れた液

★作り方

① 漬け酢をガラスボールに用意します。

② 野菜をよく水洗いして、ザルに上げて水切りを行います。

③ キュウリ、ニンジンは外皮を取り除きます。

④ キュウリ、ニンジン、セロリは長さ７～８cm、パプリカはそのまま幅２～３cmに切ります。

⑤ 洗い酢に④を20分漬けて、水切りを行います。

⑥ 昆布もキッチンバサミなどで長さ５cm、幅１cmに切ります。

⑦ ビンやプラスチックパックなど金属以外の容器に、野菜と昆布を入れます。

⑧ 容器に①の漬け酢を入れ、空気の入らないようにフタをします。浅漬けがお好きな方は３時間後には召し上がれます。

＊常温で２～３日、冷蔵庫で１週間以内にはお召し上がりください。

▲料理のヒント

野菜が５種あると見た目にきれいですが、キュウリ、ニンジン、ショウガやキャベツ、ニンニクなど種類が少ないものもお試し下さい。材料が調味液に浸かっていないと、特に夏期にはカビが発生しますのでご注意ください。

2. 酢の物

放射性物質は水や酸性のお酢によくとけます。酢漬けにすることで食材中にある放射性物質を減らすことができます。但し、放射性物質が移っている漬け酢の方は食べないようにしましょう。

キュウリとワカメの酢の物

■材料（2人分）

・キュウリ中1本
・乾燥ワカメ大さじ2
・竹輪1/2本
・かつお節1/2パック

あわせ酢：だし醤油小さじ2、酢大さじ1、砂糖小さじ1

★作り方

① ワカメはたっぷりの水でもどし、ざるに取り、水切りをします。

② キュウリはそのまま塩でこすり、その後よく洗います。

③ キュウリの皮をむき、両端を切り、2～3mm程度の厚さに切ります。

④ キュウリをざるに入れ、塩少々をかけて混ぜておきます。

⑤ 召し上がる直前にボールに竹輪（2～3mm程度の厚さに切ったもの）、ワカメ、キュウリをきゅっとしぼって入れ、あわせ酢とあえます。

⑥ 器に野菜を盛り、上にかつお節を飾ります。

ダイコンと昆布の酢の物

■材料（２人分）

・ダイコン7cmくらい
・ニンジン5cmくらい
・きざみ昆布１つまみ
・一味唐辛子少々
・きざみレモン（塩洗いして使う）

あわせ酢：塩小さじ1/2、酢大さじ１、砂糖小さじ１

★作り方

① きざみ昆布は30ccの水でもどします。
② ダイコン、ニンジンはそのまま塩でこすり、その後よく洗います。
③ 外皮をむき、先にダイコン、次にニンジンを厚さ２mmのイチョウ切りにします。
④ ガラスボールにニンジンを入れ、塩一つまみと酢小さじ１をかけて混ぜ、次にダイコンを加え混ぜて３分程おきます。
⑤ ④から野菜を引き上げ、しぼります。
⑥ 召し上がる直前にボールに①のもどし汁に、あわせ酢、一味唐辛子少々を入れ、ダイコン、ニンジン、もどした昆布（１cm位に切る）をあえます。
⑦ 器に野菜を盛り、上にきざみレモン（細かくきざむ）を飾ります。

中華風春雨の酢の物

■材料（２人分）

- キュウリ1/2本
- 乾燥ワカメ５ｇ
- 春雨10ｇ
- カニカマボコ２本
- きざみのり少々

あわせ酢：塩小さじ１、酢大さじ１、砂糖小さじ１、
食べるラー油小さじ１

★作り方

① ガラスボールに、あわせ酢を作っておきます。

② 中鍋に湯を沸かし、春雨をもどし、よく水洗いをした後、水切りをします。

③ ワカメはたっぷりの水でもどし、水切りをします。

④ キュウリはそのまま塩でこすり、その後よく洗います。

⑤ キュウリの皮をむき、４cmの拍子切りにし、塩一つまみをかけておきます。

⑥ カニカマボコを切りほぐし、ワカメが大きいときは１cm幅で切ります。

⑦ 器にワカメ、春雨、キュウリ、カニカマボコを並べます。

⑧ 召し上がる直前に、あわせ酢をかけ、きざみのりを飾ります。

納豆とヒジキのからし酢

■材料（２人分）
・乾燥ヒジキ５ｇ
・細ネギ５本
・酢漬けニンジン３本
・きざみ納豆1/2パック
だし汁：だし醤油小さじ１、砂糖大さじ1/2、水100cc
からし酢：醤油小さじ２、酢大さじ１、
　　　　　砂糖小さじ１、からし小さじ1/2

★作り方

① ガラスボールに醤油、酢、砂糖を混ぜておきます。
② ヒジキは水でもどし、だし汁で煮ます。
③ ②が冷えたら、煮汁から上げ、２cm位に切ります。
④ 酢漬けニンジンを長さ２cmの千切りにします。
⑤ 細ネギはよく洗い、上部(緑色の部分)少しを飾り用に、細かい小口切りにし、残りを長さ２cmに切ります。
⑥ ⑤の２cmに切った細ネギをサッと湯通しし、水切りします。
⑦ 召し上がる直前に、ガラスボールにからし酢を入れてよく混ぜ、⑤のネギ、ヒジキ、千切りニンジン、きざみ納豆をあえます。
⑧ 器に盛り、中央にきざみネギを飾ります。

▲料理のヒント

きざみ納豆がない場合は、普通の納豆をきざんでください。

3.汁物

放射性物質を除くためにお酢で下ごしらえをし、消化管でのセシウムやストロンチウムの吸収を防ぐために、昆布を始めとする食物繊維と共にたくさん召しあがってください。

簡単！おぼろ昆布のおすまし汁

■材料（２人分）

・細ネギ３本
・おぼろ昆布10ｇ

味付け：沸騰した湯300cc、醤油小さじ１

★作り方

① 細ネギはよく洗い、２cm程度に切ります。

② お椀におぼろ昆布５ｇと醤油小さじ1/2を入れ、上から沸騰した湯150ccを注ぎます。

③ 細ネギを散らして仕上げます。

▲料理のヒント

とても簡単で手軽にアルギン酸の豊富な昆布が摂取できます。お好みによって、おぼろ昆布の分量や味付けを加減してください。針ショウガを少々入れてもおいしく召し上がれます。

味噌汁

■材料（2人分）
・豚もも肉70g　・ニンジン1/4本　・ダイコン4cm
・ネギ1/2本　・乾燥きざみ昆布5g
味付け：水300cc、味噌大さじ2
＊洗い酢：水500ccに酢大さじ1を入れた液

★作り方

① ダイコン、ニンジンは厚さ2～3mmのいちょう切り、ネギは5mmの小口切りにして洗い酢に20分浸して、ザルに上げておきます。

② きざみ昆布のゴミや砂を落とし、水300ccに浸します。きざみ昆布はキッチンバサミなどで2cmに切っておきます。

③ 中鍋に②でできた昆布水ときざみ昆布を入れ沸騰させます。沸騰したら一口大に切った豚もも肉70g、ダイコン、ニンジンを入れ、火を通します。

④ ③に味噌大さじ2を入れ、一度沸騰したらネギを入れて火を止めます。

▲料理のヒント

豚肉を鶏肉や牛肉、ベーコンに替えてもおいしくいただけます。また、油揚げ、厚揚げ、油ふ、チクワ、揚げ玉なども肉の替わりになります。

野菜もA〔ゴボウ、ニンジン、サトイモ〕、B〔タマネギ、コマツナ、ジャガイモ〕、C〔モヤシ、シュンギク、シイタケ〕、D〔ハクサイ、ネギ、エノキダケ〕、E〔カブ、ニンジン、ミツバ〕などお好みの材料でバリエーションはいくらでも広がります。

けんちん汁

■材料（２人分）

・ニンジン1/4本　・ゴボウ10cm　・サトイモ２個
・ネギ10cm　・小松菜小１株　・豆腐1/4丁
・油揚げ1/4枚

味付け：だし300cc、塩小さじ1/2、醤油小さじ2、
　　　　水溶き片栗粉（水大さじ１、片栗粉小さじ１）

＊洗い酢：水500ccに酢大さじ１を入れた液

★作り方

① 小松菜はよく洗い、湯通しして２cm程度に切ります。
② ニンジン、ゴボウ、サトイモはよく洗い、皮をむいて５mm位に切り、ネギは半分にして洗い酢に20分つけます。
③ 豆腐、油揚げは２cm角に切ります。
④ 中鍋にだし汁を沸騰させ、水切りしたニンジン、ゴボウ、サトイモを煮ます。
⑤ ④に豆腐、油揚げを入れ、塩、醤油で調味します。
⑥ 沸騰したら水溶き片栗粉を、お玉で汁をかき回しながら入れ、最後に３mmに切ったネギを入れます。
⑦ お椀に小松菜を置き、熱い汁を具と共に入れます。

▲料理のヒント

必ず沸騰しているところに水溶き片栗粉を入れてください。とろみが付くと温度が下がりにくいので、冬の食卓に最適です。青みはフダンソウやミツバなどに替えてもおいしいです。

ソーセージのスープ

■材料（２人分）
・ソーセージ４本　・キャベツ２枚　・タマネギ1/2個
・ニンジン1/2本　・ピーマン１個
味付け：水300cc、固形スープのもと１個、塩少々、
　　　　荒挽きコショウ少々
＊洗い酢：水500ccに酢大さじ１を入れた液

★作り方

① 水洗いし、キャベツは２cm角に切ります。タマネギは繊維に直角に切って３等分、ニンジンは皮を取って２mmにイチョウ切りし、ピーマンは種を除き、たて1/4切りし、５mmに切ります。

② ①の野菜を洗い酢に20分つけます。

③ ソーセージは1/2に斜め切りします。

④ 中鍋に水、スープの素を入れて溶かし、ソーセージを入れ温めて取り出します。

⑤ ニンジンを入れ、２～３分したらタマネギ、キャベツ、ピーマンを煮ます。

⑥ ソーセージをもどし、塩、荒挽きコショウで調味します。一煮立ちしたら火を止めます。

▲料理のヒント

キャベツ、ニンジンは酢漬けを水洗いして、ご使用いただくと爽やかな風味になります。

カボチャの豚汁

■材料（２人分）

・豚バラ肉100ｇ　・カボチャ1/8個　・ニンジン1/4本
・タマネギ1/4個　・シイタケ２枚　・コンニャク1/4枚
・昆布10cm　・ごま大さじ１
味付け：水350cc、信州味噌20 ～ 30ｇ

＊洗い酢：水500ccに酢大さじ１を入れた液

★作り方

① 野菜はよく水洗いして２cm角に切ります。コンニャクも２cm角の厚さ３mmに切ります。昆布はキッチンバサミで１cm角に切ります。

② ①の野菜を洗い酢に20分つけます。

③ 中鍋に水350ccと切り昆布を入れ、煮立ったら豚バラ肉を煮て、お皿に取り出し、２cmに切ります。

④ ニンジンを入れ２分したら残りの野菜とコンニャクを鍋に入れて沸騰させ、お玉でアクを除きます。

⑤ 野菜が煮えたら、一度火を止めてから味噌を溶き入れます。

⑥ 一煮立ち後、ごまを指先でつぶしながら入れ、火を止めます。

▲料理のヒント

青みに小口切りの細ネギ、ミツバを散らします。湯がいた小松菜やフダンソウなどのお浸しを添えていただくとマグネシウムやカリウムの補給の手助けになります。

４.煮物

放射性物質を除くためにお酢で下ごしらえをし、消化管でのセシウムやストロンチウムの吸収を防ぐために昆布を始めとする食物繊維と共に召しあがってください。

ヒジキの煮物

■材料（２人分）

・乾燥ヒジキ10g(水もどしして約80g）・レンコン中1/4本
・ニンジン中1/4本　・油揚げ1/2枚
味付け：だし200cc、サラダ油小さじ２、砂糖大さじ２、醤油大さじ２、塩小さじ１/２

＊洗い酢：水500ccに酢大さじ１を入れた液

★作り方

① ヒジキはたっぷりの水に入れ、浸してゴミや砂を落とします。

② ①のヒジキをザルに上げて洗い、もう一度水につけた後サッと湯がいて水切りしておきます。

③ レンコン、ニンジンはよく洗い、皮をむいて３mmのイチョウ切りにして洗い酢に20分つけます。油揚げは３cm×５mmの拍子切りにしておきます。

④ レンコン、ニンジンを水切りし、サラダ油小さじ２で炒めます。

⑤ ④にヒジキ、油揚げを加えてさらに炒め、だし200cc、砂糖大さじ２、醤油大さじ２、塩小さじ1/2で調味して中火で煮汁がなくなるまで煮ます。

▲料理のヒント

糸コンニャク、シイタケ、本シメジなどを加えても腸の不要物排出には有効です。

ロールキャベツ

■材料（2人分）

・酢漬けキャベツ4枚　・合挽きミンチ100ｇ
・米1/2カップ　・タマネギ1/2個　・赤ピーマン小1個
・みじん切りパセリ少々

味付け

フィリング(中身用)：粉コショウ少々、粉ナツメグ少々
塩スープ：水2カップ、ブイヨン2個、塩少々、
ローリエ1枚、粗挽きコショウ少々

＊洗い酢：水500ccに酢大さじ1を入れた液

★作り方

① タマネギ、赤ピーマンをみじん切りにします。

② ①の野菜をザルに入れて洗い酢に5分つけます。米はたっぷりの水につけます。

③ ②の野菜を水切りし、固くしぼっておきます。米はザルに上げて水切りします。

④ ガラスボールに合挽きミンチ100ｇ、米1/2カップ、しぼった野菜、粉コショウ少々、粉ナツメグ少々、塩少々を入れ粘りが出るまで混ぜて、4等分しておきます。

⑤ 皿など平らなところに酢漬けキャベツを広げ、葉脈の元の部分に④のフィリング(中身)を置き巻いていきます。最後は両端を中に入れ込んで止めます。

⑥ 中鍋に水2カップを煮立て、ブイヨン2個を溶かし塩少々で調味して⑤のロールキャベツを入れます。

⑦ ローリエ、粗挽きコショウを入れ、中火で20分ほど煮ます。

⑧ スープ皿にスープと共にロールキャベツを盛りつけ、みじん切りパセリを飾ります。

鮭の昆布巻

■材料（２人分）

・昆布（だしを取った残り）70cm程度　・塩鮭２枚
・酢漬けニンジン1/4本　・シイタケ２枚
・かんぴょう70cm×２　・ししとう４本
味付け：水300cc、酒大さじ３、酢小さじ２
　　　　砂糖大さじ２、醤油大さじ２、ショウガ少々

★作り方

① 昆布は35cm程度に切っておきます。

② かんぴょう、ししとうは塩もみをして水洗いしておきます。

③ シイタケは薄切りにして酢水につけ水切りし、酢漬けニンジンは千切りにしておきます。

④ 昆布に塩鮭、シイタケ、ニンジンを芯にしてゆるめに巻き、かんぴょうで２カ所しばります。

⑤ 中鍋に竹の皮または昆布の切りくずを並べてその上に④の昆布巻きを並べ、水、酢を入れて落としぶたをして弱火で煮ます。

⑥ 芯が柔らかくなったら、砂糖、酒、醤油、千切りショウガを加えて煮汁がなくなるまで焦げないように注意して煮ます。

⑦ 煮上がったら昆布巻きを取り出し、半分に切ってししとうのあぶったものと共に盛りつけます。

▲料理のヒント

芯にする物はイワシ、サンマ、サバなどでもこくが出て、大変おいしく召し上がれます。塩鮭以外のときは煮汁に塩小さじ１を加えてください。酒の替わりにみりんにするとツヤが出ます。

筑前煮（ちくぜんに）

■材料（２人分）

・鶏もも肉150ｇ　・レンコン1/4本　・ニンジン1/4本
・シイタケ２枚　・ゴボウ10cm　・ゆでタケノコ小1/2
・昆布15cm　・コンニャク1/2枚　・キヌサヤ５枚
味付け：水300cc、酒大さじ３、塩小さじ１、
砂糖大さじ３、醤油大さじ２、サラダ油小さじ２

★作り方

① 中鍋に水300ccと昆布２cm角に切ったものを入れ、だしをとります。

② レンコン1/4本、ニンジン1/4本、ゴボウ10cmはよく洗い、乱切りにし、シイタケ２枚は1/4切りにして洗い酢につけます。ゆでタケノコ小1/2は乱切りにし、水洗いします。

③ フライパンにサラダ油小さじ２を入れ、鶏もも肉150ｇを２cm角に切ったものと、コンニャク1/2枚を２cm角に切ったものを炒めます。

④ ①の鍋に酒大さじ３、砂糖大さじ３、醤油大さじ２、塩小さじ１を入れて溶かし、昆布を煮ます。

⑤ ③の鶏もも肉とコンニャク、②の野菜を水切りして加え、中火で煮ます。

⑥ 煮上がったらキヌサヤ５枚を水洗いし、洗い酢処理した後、塩ゆでして飾ります。

▲料理のヒント

ゴボウ、レンコンは、ふたをして煮続けると歯ごたえがなくなるので、ふたに隙間をあけ、煮てください。

カボチャの甘煮（あまに）

■材料（２人分）

・カボチャ 1/4個　・リンゴ1/2個　・レーズン10ｇ

味付け：水200cc、砂糖大さじ３、塩小さじ1/2、
　　　　バター大さじ１

＊洗い酢：水500ccに酢大さじ１を入れた液

★作り方

① カボチャとリンゴはよく洗い、カボチャは２cm角、リンゴはくし切りにして２cmに切って洗い酢につけます。

② 中鍋に水200cc、砂糖大さじ３、塩小さじ1/2を入れて煮溶かし、水切りしたカボチャとリンゴを鍋に入れて中火で煮ます。

③ カボチャに火が通ったら、レーズン10ｇ、バター大さじ１を入れてさっと混ぜて、ふたをして火を止めます。

▲料理のヒント

リンゴ、レーズンの替わりにニンジン、タマネギ、パセリのみじん切りを加え、砂糖の替わりに味付けをコンソメにすると変化があっておいしく召し上がれます。

5.焼き物

下ごしらえとして、肉を酢に浸してセシウムを取り除いた後に料理します。
レシピの肉は鶏肉、豚肉、牛肉に替えることができます。

和風鶏の照り焼き

■材料（２人分）
・鶏もも肉150ｇ×２　・ショウガ１片
・細ネギ５本　・粉さんしょう少々
調味液：水100cc、醤油大さじ６、砂糖大さじ３、
　　　　みりん大さじ３、酢小さじ２

★作り方

① 細ネギはよく洗い、１cm程度に切ります。ショウガもよく洗い、すり下ろしておきます。
鶏もも肉は、味が浸透しやすいように切れ目を入れて1/2に切っておきます。

② 中サイズのビニール袋に調味液を全て入れ、すり下ろしショウガ、細ネギを加え、袋を振って均一にします。

③ ①の鶏もも肉を入れ、調味液に肉が浸かるようにし、冷蔵庫に２時間程度入れておきます。

④ オーブンを220℃に予熱し、天板にオーブンペーパーを敷き網に置いて（余分な調味液や油脂などを除くことができます）、調味液から引き上げた肉を置き、20～30分焼成します。

⑤ 焼き上がりに粉さんしょうをかけて召し上ってください。

豚肉の中華風照り焼き

■材料（２人分）

・豚肩ロース肉150ｇ×２枚

・タマネギ1/2個

・八角１片

調味液：水100cc、醤油大さじ５、砂糖大さじ２、
紹興酒大さじ３、酢小さじ２、
具沢山ラー油小さじ1

★作り方

① タマネギはよく洗い、みじん切りにします。
豚肩ロース肉は、味が浸透しやすいように切れ目を入れて1/2に切っておきます。

② 調味液をビニール袋に入れて、タマネギのみじん切り、八角１片（指先で割って）を加え、均一にします。
豚肩ロース肉を入れ、肉が浸かるようにし、冷蔵庫に２時間程度入れておきます。

③ オーブンを220℃に予熱し、天板にオーブンペーパーを敷いて調味液から引き上げた肉を網に置き、20～30分焼成します。

▲料理のヒント

多めに作って冷凍しておくと、チャーハンの具やレタス巻の具など、ピンチのときに役立ちます。

豚肉の味噌漬け焼き

■材料（２人分）

・豚肩ロース肉150ｇ×２　・一味唐辛子少々

調味液：水50cc、味噌大さじ４、砂糖大さじ１、
　　　　みりん大さじ３、酢小さじ２

★作り方

① 豚肩ロース肉は、味が浸透しやすいように隠し包丁を入れ、筋切りしておきます。

② 調味液をビニール袋に入れて、一味唐辛子を少々加え、均一にします。

③ 調味液に肉が浸かるようにし、冷蔵庫に２時間程度入れておきます。

④ オーブンを220℃に予熱し、天板にオーブンペーパーを敷いて調味液から引き上げた肉を網に置き、20～30分焼成します。

▲料理のヒント

調味液にユズの皮（よく洗い、きれいな水に2～3時間浸したもの）のすりおろしや練りからしを入れても、バリエーションが楽しめます。

味噌は、こげやすいので焼き目がついたら、途中でホイルをかけてください。

鶏のカレー焼き

■材料（２人分）

・鶏もも肉150ｇ×２
・酢漬けニンジン、ダイコン、キュウリ
味付け：水60cc、塩小さじ１、ケチャップ大さじ１、
　　　　みりん大さじ２、無糖ヨーグルト大さじ２、
　　　　カレーパウダー大さじ１

★作り方

① 鶏もも肉は味が浸透しやすいように切れ目を入れて1/2に切っておきます。

② 中サイズのビニール袋に調味液を全て入れ、均一にします。

③ 調味液に①の鶏もも肉を入れ、調味液をもみ込み、肉が浸かるようにし、冷蔵庫に２時間程度入れておきます。

④ オーブンを220℃に予熱し、天板にオーブンペーパーを敷いて調味液から引き上げた肉を網に置き、20〜30分焼成します。

▲料理のヒント

酢漬けの野菜を付け合わせにするとカレー味が引き立ちます。焼成した肉を１cm幅に切り、キュウリ、ミョウガ、シソ、ネギなどといっしょに巻いて召し上がると繊維の摂取量が増加します。

6. おやつ

セシウム、ストロンチウムなどを除くために、材料をお酢に浸した物でケーキを作ります。

カボチャ餅

■材料（２人分）

・カボチャの甘煮(裏ごししたもの) 200ｇ（129頁参照）
・ジャガイモ(中)２個　・片栗粉70ｇ　・サラダ油大さじ２
味付け：バター10ｇ、塩小さじ1/2
醤油だれ：醤油大さじ３、砂糖大さじ２、水大さじ３、
　　　　　片栗粉小さじ１
＊洗い酢：水500ccに酢大さじ１を入れた液

★作り方

① ジャガイモを皮むきして1/4に切り、洗い酢に20分つけた後、塩ゆでします。

② 裏ごししたカボチャの甘煮200ｇに、①の塩ゆでしたジャガイモ、片栗粉70ｇ、バター10ｇ、塩小さじ1/2を加え、よくこね合わせます。

③ 小鍋に水大さじ２、醤油大さじ３、砂糖大さじ２を入れ加熱し、水溶き片栗粉(水大さじ１、片栗粉小さじ１)を入れて、とろみをつけて醤油だれを作ります。

④ 生地を一口大にして丸め、上から親指で押さえて中心をへこませ、サラダ油大さじ２を入れたフライパンで焼き、③のたれの中に入れていきます。

⑤ 醤油だれをからめたカボチャ餅を皿に盛りつけ、温かいうちに召し上がってください。

キャロットケーキ

■材料（2人分）

・薄力粉130ｇ　・バター 100ｇ　・砂糖100ｇ
・卵(中) 2個　・塩少々　・バニラエッセンス少々
・ベーキングパウダー3ｇ
・サワーキャロットジャム50ｇ (次頁参照)
・オレンジピール20ｇ　・オレンジキュラソー 40cc

★作り方

① パウンド型にベーキングペーパーを敷きます。オーブンを200℃で予熱しておきます。

② 薄力粉130ｇとベーキンギパウダー３ｇを合わせてふるいます。砂糖100ｇもふるいます。

③ ボールに卵白(卵黄を傷つけないよう)を入れ、ほぐして塩少々を入れます。砂糖の1/3の量を入れながら、しっかり泡立てます。

④ 別のボールにバター100ｇを常温にしておき、残りの砂糖を入れ、白くなるまでよく混ぜます。

⑤ ④に卵黄を少しずつ加えながら、さらに混ぜます。サワーキャロットジャム50ｇとオレンジピール(きざんだもの)20ｇを加え、バニラエッセンス少々を入れ、サックリあわせます。

⑥ ⑤にふるった薄力粉130ｇをへらで軽くあわせます。その後、③の泡立った卵白の泡をつぶさないようにあわせます。

⑦ パウンド型に⑥を流し、真中をへこませ、180℃のオーブンで30～40分焼成します。竹串を刺し、何もつかなければ取り出し、オレンジキュラソー40ccをかけ、ビニール袋に入れて冷まします。その際、ケーキの上部にキッチンタオルなどを敷いて、ケーキに水滴がかからないようにしてください。

サワーキャロットジャム

■材料（2人分）

・酢漬けのニンジン2本分　・レモン（すりおろし）1個
・砂糖100ｇ　・水100cc　・塩少々

★作り方

① 酢漬けのニンジンをすりおろします。

② 中鍋に①のニンジンと水100ccを入れ柔らかくなるまで煮ます。

③ ②が柔らかくなったら、砂糖100ｇと塩少々を加え、さらに煮ます。

④ レモンのすりおろしを入れ、火を止めます。

＊酸度が高いので、金属性以外のホウロウや土鍋などで作ってください。

▲料理のヒント

酢漬けのニンジンは、酢1：水1の割合の漬け酢で作ります。

蒸しロールパン

■材料（２人分）

・薄力粉140ｇ　・強力粉60ｇ　・バター 15ｇ
・三温糖30ｇ　・塩少々
・ホウレンソウペースト大さじ２　・抹茶小さじ２
・ドライイースト５ｇ　・湯（30〜40℃）50〜70cc
・小豆甘納豆18粒　・ホイルカップ（10号）６個

★作り方

① 薄力粉140ｇ、強力粉60ｇ、三温糖30ｇ、塩少々を、あわせてふるいます。

② ドライイースト5ｇは、湯（30〜40℃）大さじ２で、予備発酵させておきます。

③ ボールに①の粉類とホウレンソウペースト大さじ２と抹茶小さじ２を入れ、予備発酵したイースト液を中心に流し入れ、手でこねながら湯を入れていきます。

④ ボールの中がまとまったら、常温にしておいたバター 15ｇを加え、生地全体がなめらかになるまで混ぜ込みます。

⑤ ボールにラップをかけ、温かい場所に30〜40分置き、一次発酵させます。

⑥ 生地の発酵が終わったら６等分して丸め、それぞれを楕円形に伸ばして先端から巻き、最後は指先でつまむように止めて、ホイルカップに入れます。温かい場所に20〜30分置き、二次発酵させます。

⑦ 蒸し器に水を入れ、布巾を敷き、加熱して湯気をあげておきます。二次発酵した生地に、１個当たり甘納豆３粒を中心に飾り、蒸し器で20分強火で蒸します。

リッチキャロットゼリー

■材料（２人分）

・水250cc　・生クリーム100cc　・粉ゼラチン（5g）１袋
・酢漬けニンジンのすりおろし大さじ４
・レモンしぼり汁1/2個分　・レモンの皮のすりおろし少々
味付け：砂糖30ｇ
飾りのクリーム：生クリーム50cc、砂糖10ｇ、
　　　　　　　　バニラエッセンス少々

★作り方

① 水50ccに粉ゼラチン（５ｇ）１袋を振り込みます。

② 小鍋に水200cc、酢漬けニンジンのすりおろし大さじ４、砂糖30ｇを入れて、かき混ぜながらよく煮ます。

③ 酢漬けニンジンのすりおろしが柔らかくドロドロになったら、火を止めてレモンの皮のすりおろしとしぼり汁1/2個分を入れ、①のゼラチンを入れて溶かします。

④ 生クリームを泡立て、③のゼラチン液を冷ましたものを混ぜます。

⑤ 器に出来上がった液を流し込んで、冷やします。

⑥ 飾りのクリームは、生クリーム50ccを泡立て、砂糖10ｇとバニラエッセンス少々を入れ、冷やしたゼリーに飾ります。

▲料理のヒント

生クリーム入りのゼリーと生クリーム抜きのゼリーを二段にすると、色合いがきれいです。

第4章

放射能について

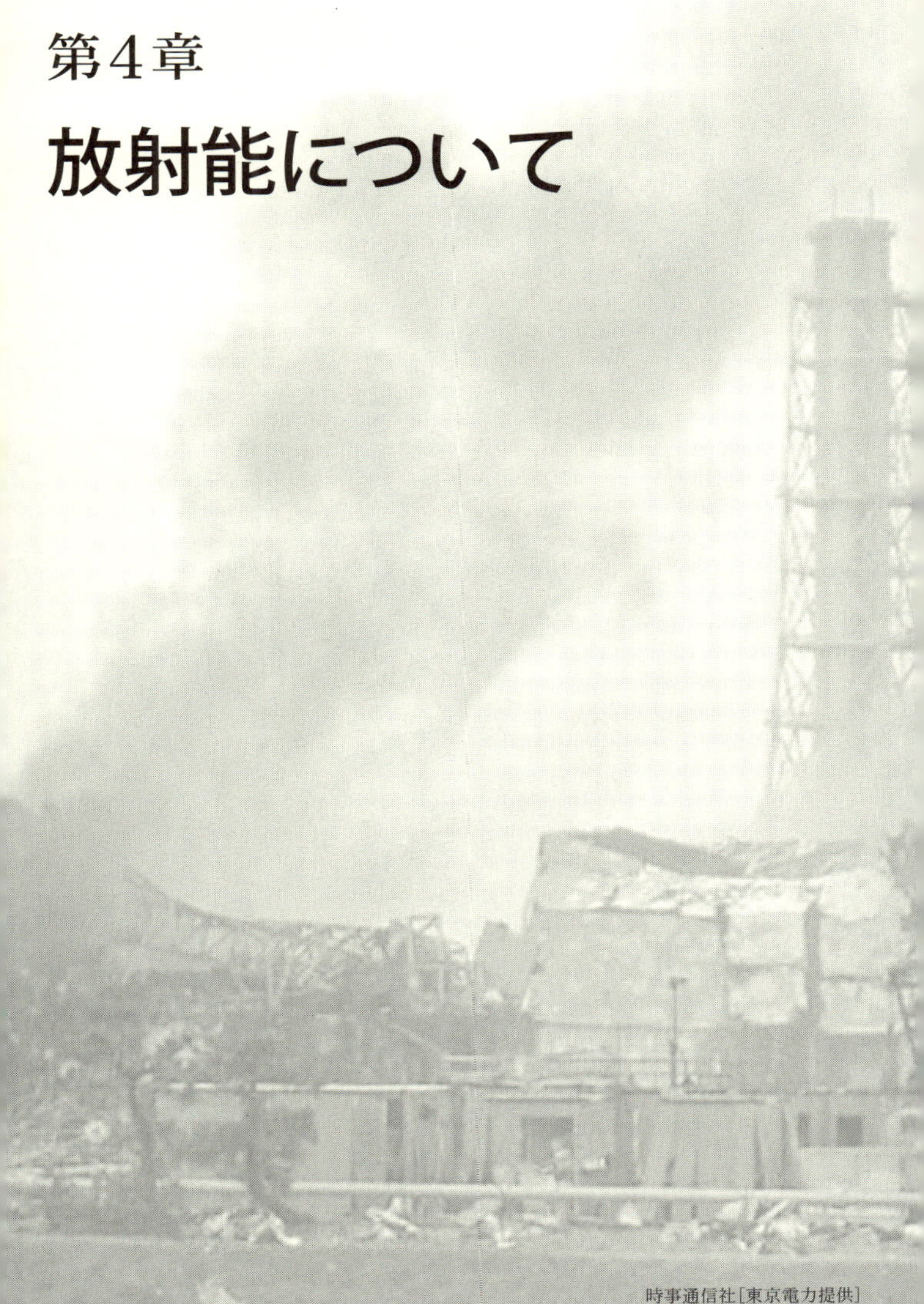

時事通信社[東京電力提供]

◇放射線とは何か？

ラテン語の「ラジアーツァ」は電磁波を意味しています。可視光線、ラジオ波、紫外線、赤外線等が含まれますが、この言葉は原子から荷電子やイオン電子の発生に伴って起こる電離放射線の意味にも用いられます。原子の物理的構造変化によって発生したエックス線、ガンマ線がこれです。さらにベータ線（これは電子線）、アルファ線（2個の陽子と2個の中性子からなる放射線でヘリウムの核に相当する）、中性子線等の粒子線が仲間に入ります。太陽からの紫外線も放射線とは呼びませんが皮膚炎症の原因になっています。

電離放射線の線源としては特殊な装置（例えばエックス線発生装置）や化学元素中の放射性元素が挙げられます。今日の科学において、これまでに放射性物質としておよそ千三百の物質が知られています。

例えばヨウ素はよく知られている元素でありますが、通常のヨウ素は放射能を持ってはいません。しかし、ヨウ素には約20種の放射性の同位体が存在しています。同位体とは、人間に喩（たと）えるとすれば親族のようなものです。そのうちでヨウ素−131はチェルノブイリ原子力発電所の事故の際に原子炉から環境中に放出されたことはよく知られています。ヨウ素−131以外には、ヨウ素−125、126、129、132、133、134、135などの同位体があります。

地球上には常に天然の放射性物質のウラン、トリウム、カリウム等が地球が生成（せいせい）以来存在してきました。今も存在しています。天然の放射性元素は土壌、水、食品、空気中に存在しています。人間も数千ベクレルの放射能を体内に保有しています。

今から百年ほど前に自然放射線は初めて発見されました。当時の才能ある若い研究者達はある物質が持つ謎を解き明かそうと研究に没頭しましたが、皮肉にも彼等の科学研究の成果はこの物質を人類の歴史において最も機密性の高い物質としてしまいました。さらにこれが、原子爆弾に形を変えたのは残念なことです。

人体の外側から放射線を受ける場合(外部被ばく)と、食品や水の摂取及び呼吸を通して体内に吸収された放射性物質によって内部から放射線を受ける場合(内部被ばく)があり、線量が高ければ高いほど人体に対して危険となります。

線量――それは放射線のエネルギー量であり、照射されたある人体ないしその組織の単位質量当たりに吸収されたエネルギー量と定義されています。しかし、放射線の種類により違った程度の組織障害を起こします。この放射線の種類を考慮した場合、その線量を線量当量と定義しています。

さらに、人の組織と器官はこのような種々の放射線に対して異なる感受性を持っていて、この因子を考慮した場合はこの線量を実効線量と定義します。

実効線量はシーベルト（Sv）で表示されますが、以前はレム（rem）がこの線量単位に用いられてきました。１Svは100remに等しい量です。

このように放射線の持っている特徴的な有害性は線量という用語で表現されていることを以後忘れないでください。事故前の年間線量を、下図に示しています。

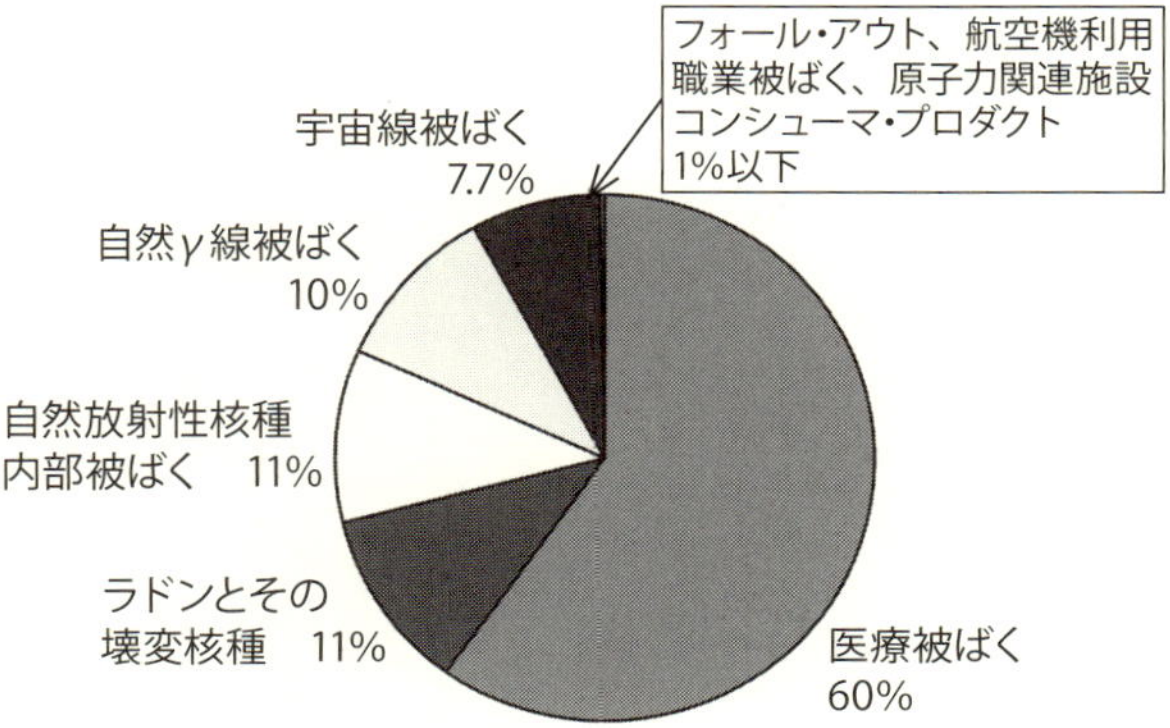

日本国民の年間被ばく線量（3.7mSv）の内訳

◇生物と人への放射線作用

生物や生物組織の放射線に対する感受性はそのサイズと進化のレベルにより異なります。胞子は最も耐性があり、植物も比較的に耐性があります。動物が最も耐性がなく、つまり感受性が高いことがわかっています。被ばくした生命の半数が死亡する線量を比較してみます。

表から、重要な結論を導くことになります。

地球上に住んでいる生物の中で、人間は最も放射線に感受性の高い生物の一つである。

それ故に人間への被ばくの安全性を確保することができるとすれば、それは残りの生物（植物、昆虫、動物等）の安全を保証することにもなるでしょう。

生 物	被ばく線量（Sv）
植 物	10 ～ 1,500
アメーバ	1,000
カタツムリ	200
へ び	80 ～ 200
昆 虫	10 ～ 100
魚、鳥	8 ～ 20
ねずみ	6 ～ 15
熊ねずみ	7 ～ 9
さ る	2.5 ～ 6
人 間	4
モルモット	4
犬	2.5 ～ 4
山 羊	3.5
ロ バ	3
羊	2

被ばく後30日間で半数が死亡するために必要な線量

線量と病気については、たくさんの本がありますので、ここでは省略しますが、人間に対する放射線障害についての研究の現在の結論は、医療や事故、戦争などによる被ばくのデータ（表参照）と動物実験によるデータです。

放射線について総括すると、次のことが言えます。

放射線は人にとって有害なものです。

全ての放射線の影響は線量にのみ依存し、線源の種類には依存しません。

つまり、人体は自然放射線とX線照射、福島原発事故から放出された人工放射線による被ばくを区別することはできません。

あるとき、海外のある偉大な科学者が「線量は、より少ないほどより好ましい」と述べています。著者も、この考え方に同意見です。

住民グループ	人 数
広島、長崎の原爆被ばく	91,000
核兵器実験	
軍隊の実験観察員	10,000
核実験場近くの住民	500,000
マーシャル諸島の住民	250
放射線治療	
脊髄炎治療患者	14,000
子宮頸部がん治療患者	180,000
胸部照射患者	10,000
トロトラスト注入患者	2,000
東部及び胸腺照射患者	20,000
ホジキン病患者	1,000
免疫抑制のために被ばくした人	
小児がん患者	10,000
妊娠中検査による被ばく胎児	1,000
職業被ばく	
原子力船作業従事者	24,000
核燃料サイクル作業従事者	30,000
ウラン鉱山の炭鉱夫	22,000
ラジウム産業の作業員	4,000
放射線に関わる医師・研究者	10,000
全　体	**938,250**

**放射線の健康影響を評価するために利用される
世界の被ばく住民データ**

◆被ばく線量

事故を考えなければ、地球上の住民に対して基本的な被ばく線源となるのは自然放射線です。自然の放射線は、宇宙線や地球に存在する天然放射性物質の壊変によるものからなっています。

原子放射線の影響に関する国連科学委員会によれば、地球上の住民は1人当たり1年間に自然放射線源より年間約1〜10（平均2.4）ミリSvの被ばくを受けています。

地球上の95％の住民が、平均的にこのような被ばく線量を受けています。この中にはチェルノブイリ原子力発電所事故により汚染したところに住んでいる住民も含まれています。宇宙線からの線量は、この自然放射線による線量の約10％を占めています。

例外的に、線量が極めて低い地域と高い地域があります。

例えば、インドのケララ地方では土壌中の自然放射性物質のために、住民の線量は約10倍高いとされています。日本の年間線量は、143頁を参照してください。

ウクライナにおいて実施された自然放射能レベルの測定結果によれば、若干の村や家屋において、線量が前述の平均値の10倍もしくは、それ以上でした。そのような家があるウクライナ地方においては、自然放射能に比べて明らかに約20％高い放射能が測定されています。

事故以外の原因の放射線源としてはレントゲン医療検査によるものがあり、この場合の平均線量として年間1～1.4ミリSvが与えられています。しかし、胃の透視検査の場合には1回につき10～30ミリSvの線量を被ばくします。このように事故以前に受けた基本的な線源から受けたものと事故後に受けた、受けている、これから数年間に受けるであろう線量の総和は平均として、年間約5～6ミリSvで、50～70歳の間の線量は0.3～0.4 Svであり、それ以外の年齢での線量は1～5 Svと考えられます。

チェルノブイリ原子力発電所事故の結果、汚染地域に住むことになった住民は、事故により放射線源の追加が生じたことになります。左図に事故後の70年間における線量の実際的な変化を示しました。

横軸は事故発生後の年であり、縦軸は求める被ばく線量をそれぞれ相対量で表しています。事故後、はじめの1～2ヶ月の間に70年間の被ばく線量の37.8％が放射性ヨウ素により起こっており、事故後の最初の1年間で約50％、7年間で約70％をすでに受けています。

この評価値はウクライナと白ロシアの原子力発電所周辺での値であり、その他の地域の数字は似てはいますが同じではありません。生涯線量の大部分をすでに受けていることになります。しかし、実際のところ、自然の周辺からどのくらいの線量があり、原子力発電所事故からどのくらいの線量があるかを比較しておくことが重要です。

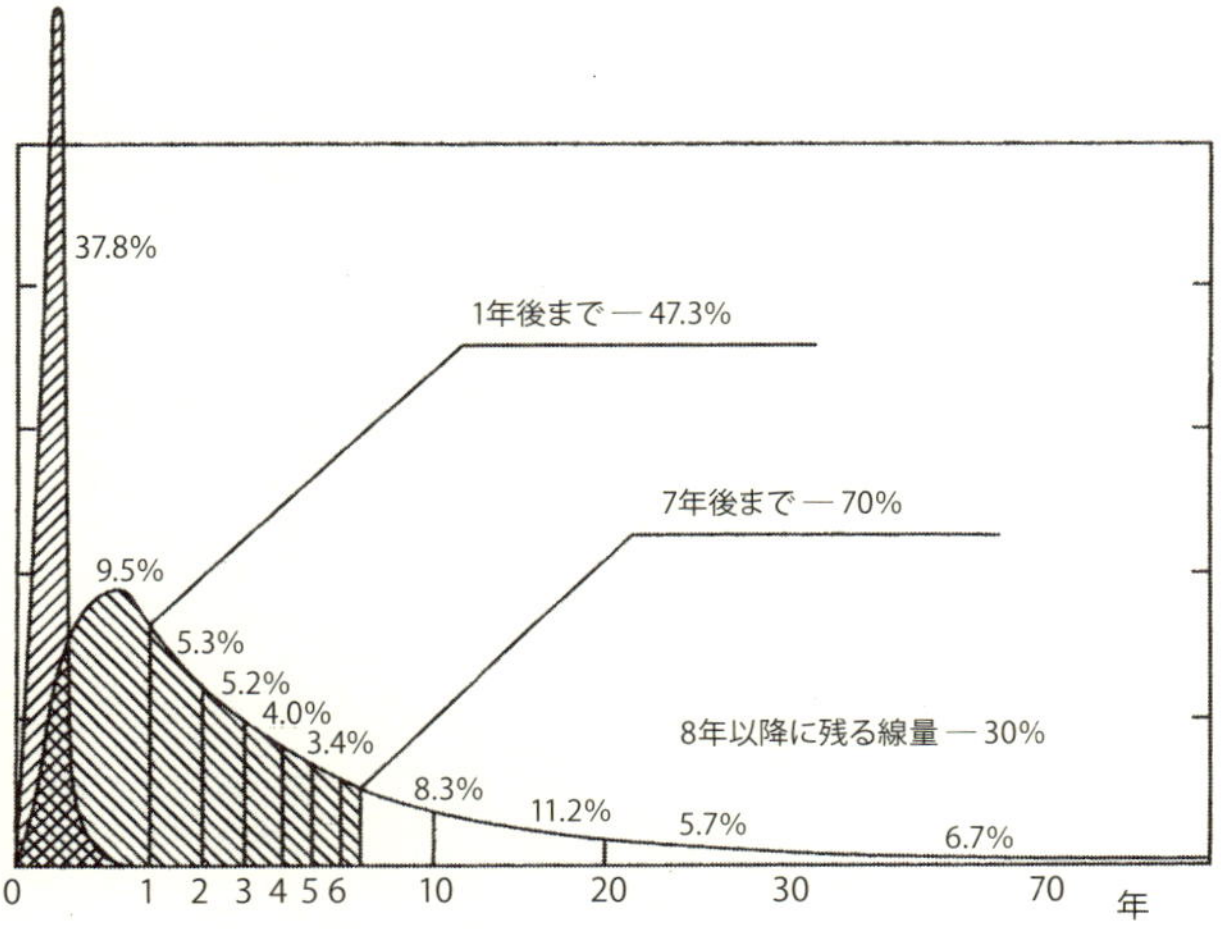

1986～2056年間のチェルノブイリ事故による住民の被ばく線量推定

◈チェルノブイリ事故の被ばく状況

事故によって受ける線量を減らすためには、何に着手(ちゃくしゅ)しなくてはならないのでしょうか？　その計画の立案(りつあん)には、ある規則性を知る必要があると思われます。つまり、被ばく線量が主に、どの物質に依存しているかを知ることです。

住民の被ばくの主な線源はセシウム-137であり、全線量の90〜95％を占めています。セシウム-134、ストロンチウム-90、プルトニウム同位体、アメリシウムは平均的全線量の5％を越えることはありません。

内部被ばくが被ばく全体に占める割合は大きく、一般に全体の50％以上を占めています。一部の地域、ポーレスカヤとファブリコフカでは95〜97％を占めています。

故に、内部被ばく線量は減らす必要があります。内部被ばく線量は基本的にセシウム-137によるものであり、食品や飲み水から体内に入ってきます。呼吸により少量のセシウム-137や他の物質が体内に吸収されますが、この量は上手く調べることができません。

牛乳は食べ物の中で、より寄与（きよ）が高い食品です。ある湿地や森で飼われている牛の牛乳を利用した場合は、牛乳摂取による全線量に対する寄与は70％以上になると推定されています。しかしながら、牛乳の消費を禁止することはできませんし、そうすべきではありません。それは、ご存じのように全ての動物がお乳で子供を育てており、人間も例外でないからです。牛乳と乳製品（チーズ、ヨーグルトなど）は子供達の生育にとって明らかに必要なのです。

また、セシウム-137は、キノコなどにも多く含まれています。それらを食用とするためにどうすれば良いのでしょうか？

以下、セシウムの汚染について詳しく説明していきます。

被ばく線量の高いある場所で、井戸水を飲料水として使用しているところがあります。１人が１日当たり１～２リットルの水を飲みますが、水だけは他の食品のようには代替することができません。ほとんどの場所において飲料水による線量への寄与は明らかではありませんが、ある地域、例えばロブノ地域の北部とブレスト地域の南部では、薄い土壌層の下が花崗岩質から成っており、地下水中の放射能レベルは非常に高いとされています。雨が多い年には地表水が井戸に入り込みます。菜園の土や汚染物から洗い流されたセシウム-137を含む水も容易に井戸に入り込みます。このような場合には飲料水からの線量寄与は、10％以上になると思われます。飲料水は一般的な汚染物質と同様に健康に対して赤信号の対象になります。

ところで、セシウム（Cs）には自然界に一般的なセシウム（安定元素）と特殊なセシウム-137（放射性元素）があります。セシウムは非常に化学的に反応性の高い元素として知られていて、自然界で通常は化合物として存在しています。

自然界の安定体セシウムの存在量は、非常にわずかです。放射性元素には36種の同位体の存在が知られており、その中でセシウム-137は寿命が長く、半減期は30年であるために被ばく線量の点からはより重要な物質です。セシウム-137は壊変[1]して安定体のバリウム（Ba）になります。

チェルノブイリ原子力発電所の４号炉には、事故のときにセシウム-137が800万キュリー（3×10^{17} Bq）ありました。これは重さにして91 Kgに相当します。その約15％が事故によって環境中に放出されたのです。

化学的性質がカリウム（K）と似ているために、セシウムは環境中において同族体として挙動します。カリウム元素は地球上の生物（植物、動物そして人間）にとって非常に必要な元素です。セシウムがカリウムと共存した場合、生物はセシウムをカリウムと見なして、どん欲に吸収してしまいます。従って、放射性セシウム-137は実際的に全て消化管を通じて人の血液中に入り、カリウムのように人の全ての組織・構造の中に均等に沈着分布するのです。

このセシウム-137の体内での均一分布によって、人体は均一被ばくを受けることになります。しかし、これらのセシウムは体内から自然に出て行きます。セシウム-137の体内からの排泄時間、つまり半減期は人の年齢に依存しています。1歳までは9日、9歳までは38日、30歳までは70日、50歳までは90日と、体内での滞在時間が異なっているのです。

自分や家族の被ばく線量を下げたり、健康を維持するためには、第3章で記載したように、正しい方法で食品を準備・調理しなくてはなりません。

〔註〕

（1）放射性原子核が放射線を出して、他の種類の原子に変化すること。

◆日本人の放射線量

日本人の1年間の被ばく線量は、平常時（事故前）には日本国民1人当たりの年間線量として3.75ミリSvが見積もられています。医療被ばくの2.25ミリSv（全体の60％）が最も多く、次は自然放射線被ばく1.48ミリSv（39.5％）です（世界平均は2.4ミリSv）。過去の核実験によるフォール・アウト（放射性物質の降下）12マイクロSv（0.3％）、職業被ばく（0.02％）、コンシューマー・プロダクツ（生活用品）（0.00％以下）、原子力施設関連（0.00％以下）の人工放射線の合計は1％に届きませんでした。これが今回の事故で今年以降は随分増加することになります。自然放射線被ばく1.48ミリSvの中で食事由来は0.41ミリSvです（その内訳は、次頁の図参照）。これから、セシウムやストロンチウムの値が増加するので注意が必要です。これを確認するには食材単品のベクレル数ではなく、

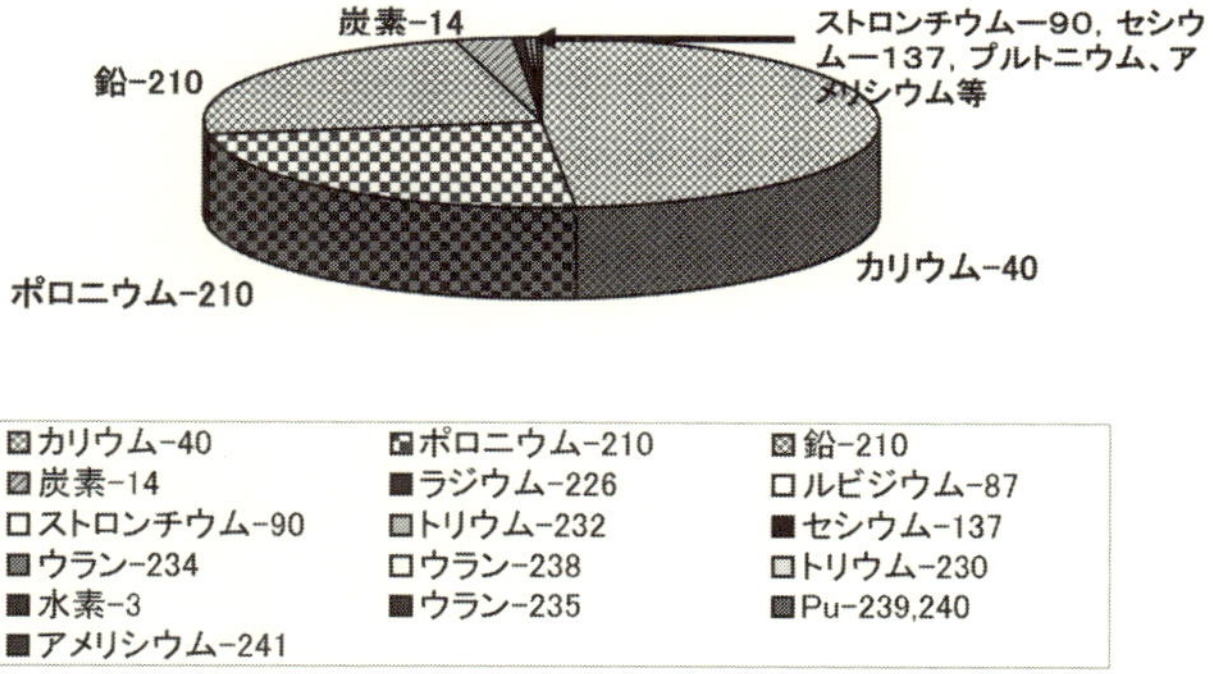

食物摂取による内部被ばく線量を与える主な放射性核種

図のように、その内訳は
カリウム-40が0.2mSv、ポロニウム-210（0.10mSv）、鉛-210（0.096mSv）、炭素 -14（0.011mSv）の順でラジウム以下は0.001mSv 以下、平常時の“人工放射線”源（ストロンチウム-90、セシウム-137、プルトニウム、アメリシウム等）によるものは無視できる線量でした。

実際に国民が食べている日常食中のベクレル数の確認が必要とされます。

どんな食品に問題の放射性物質がたくさん含まれているのでしょうか？

著者は長年、日本人がどんな食品から放射性物質を摂っているのかを研究、調査してきました。その一例を説明します。食品を18のグループに分けてどのグループから放射性核種や通常の元素が摂取されるかを調べました。1日1人の食事での寄与率として図に示しました。セシウム-137の場合、緊急時においては乳製品が高いことがよく知られていますが、時間が経つにつれて平常時のこの図のような状態になるでしょう。つまりきのこ類、魚介類、乳製品、肉類、豆類から多く摂ることになります。食べる量が少ないために1日摂取への寄与割合は低いですが、含有量として高いものに種実類（ナッツ、ごま、菜種、ひまわりの種など）、いも類があります。放射性物質ごとに

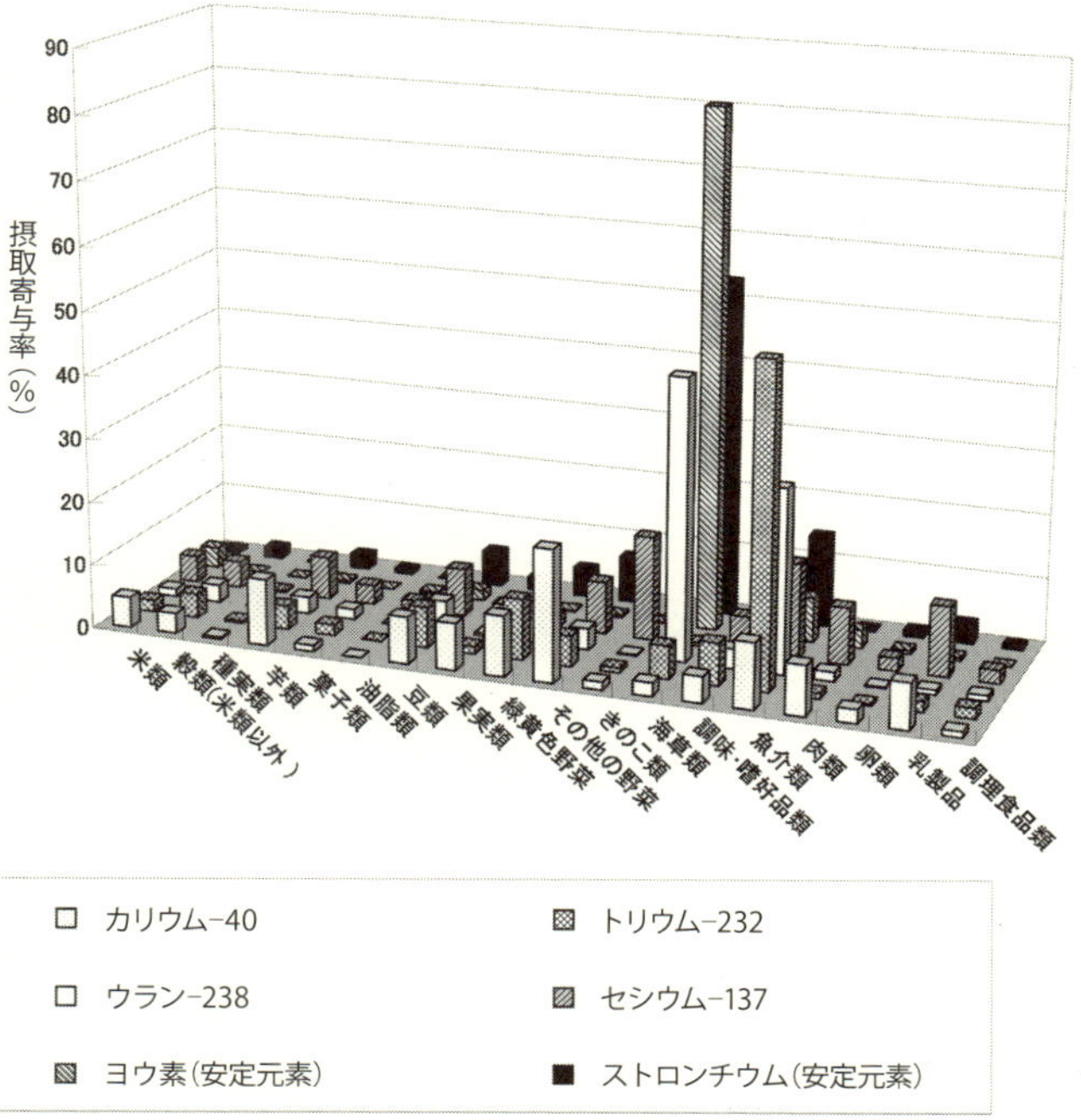

18食品群別の放射性核種等の摂取寄与率（%）

どんな食品から、たくさん摂取しているかを知っておくことは、内部被ばくを避けるためには重要です。

食品の暫定規制値（限度）とは？

食事からの内部被ばく線量をある線量以下に抑える（線量限度という、通常は1年5ミリSv）ためには食品中放射性核種濃度（Bq／KgあるいはBq／L）をいくらにすれば良いかということです。簡単に示すと、（放射性核種濃度）×（一年間の摂取量）×（線量換算係数）＝（5ミリSv）です。

原発事故後に食品安全委員会が提出した値を表にしました。一例として、野菜類のセシウム-137の暫定限度が500 Bq／Kgです。当然のことながら線量限度を上げれば暫定限度も上がることになります。線量換算係数（せんりょうかんさんけいすう）は、既に放射性核種と年齢で決まっている値を使用します。

放射性ヨウ素（代表核種：ヨウ素−131）	飲料水 牛乳・乳製品(注)	300
	野菜類(根菜、いも類を除く) 魚介類	2,000
放射性セシウム	飲料水 牛乳・乳製品	200
	野菜類 穀類 肉、卵、魚、その他	500
ウラン	乳幼児用食品 飲料水 牛乳・乳製品	20
	野菜類 穀類 肉、卵、魚、その他	100
プルトニウム及び超ウラン元素のアルファ核種の合計	乳幼児用食品 飲料水 牛乳・乳製品	1
	野菜類 穀類 肉、卵、魚、その他	10

注：100Bq/Kgを越えるものは、乳幼児に使用しないように指導すること。
但し、ストロンチウムは食品汚染の重要核種であるが選ばれていない。

食品中の放射性物質に関する暫定規制値(Bq/Kg)

この式は食品摂取に影響する因子、例えば食品の種類、食品の市場希釈率、性別、年齢等の違いで補正されます。

◇放射能と栄養

食品を用いた研究結果から、放射性ストロンチウム、セシウムのかなりの吸収低下が証明されています。特に、昆布などの海草の利用は有効です。昆布に含まれるアルギン酸は、ストロンチウムなどを排出させる効果がありま す。また、リンゴに含まれるペクチンやペクチン物質には、セシウムなどを排泄する効果があり、食物繊維も腸内の放射性物質を包み込んで排出してくれます。

食事中に完全な組成を持つタンパク質のような適切な化合物があると、放射線被ばくを含む多くの有害因子（ゆうがいいんし）に対して生体の安定性を高めることができます。例えばタンパク質を多く含む食事条件下において、動物が高線量（6～8 Sv）を受けた場合、寿命は伸び、死亡率やガン発生も低いことが認められています。似たような作用がアミノ酸類のメチオニン、イソロイシン、トリプトファン、トレオニン等にあります。

ビタミン類も放射線被ばくや毒素に対して、生体の安定性を高めます。ビタミン類はフリーラジカルを不活性化したり、脂肪の自動酸化を阻止します。アスコルビン酸（ビタミンC）、トコフェロール、ビタミンE、カロチン（ビタミンA）が、この作用を持っています。アスコルビン酸は免疫系を刺激したり、血管の耐久性を強めたりすることにより放射線防護作用を行います。また、酸の遊離状態を不活性化したりタンパク質のヒドロスルフィド基（－SH）の還元状態を維持します。一説によればアスコルビン酸はヒアルロン酸分解酵素をブロックして細胞分裂の速度を落とすことによって、組織の放射線感受性を低下させます。フラボノイドは放射線防護作用に重要な化合物です。管壁、細胞内膜を強くし、抗酸化作用を持ち、エネルギー・バランスの破壊を緩和し、アスコルビン酸とカロチンの代わりに、放射線被ばく損傷の低減下に有効に作用します。

これらのように、体に重要な全ての栄養物質を確実に摂るためには、食事で果物類、野菜類（場合により果実、野菜は果肉や固形部分を多く含むジュースで代替）、牛乳、肉類、魚類を含んだ多種の料理を摂るよう心がける必要があります。

自分自身や家族の健康の維持、強健にするための食生活の改善は、放射線の被害を下げることに繋がります。

用語集

IAEA（International Atomic Energy Agency）

国際連合によってつくられた政府間機関、「国際原子力機関」。日本は設立当初から加盟。

X線

1895年ドイツの物理学者レントゲンが真空放電管の実験中に発見したことから、レントゲン線ともいう。電磁波の一種で、蛍光作用、電離作用、写真作用等を有する。物質を透過する性質を利用して医療のほか非破壊検査等にも使われている。

外部被ばく

体外にある放射線源から、人体が被ばくすること。

核種

原子または原子核の種類を示す用語で、原子番号と質量数で区別されるもの。例えば、自然界に多く存在するカリウム（元素）は、カリウム-39（93.26%）、カリウム-40（0.0117%）、カリウム-41（6.73%）の同じ原子番号を持つが、これらは質量数が異なるため、それぞれ異なる核種である。この核種のうちカリウム-40は放射能を持つので放射性核種と呼び、他は安定核種と呼ぶ。

現在約1,250種類ほどの核種が知られており、このうち280種が天然に存在する安定核種である。

Ci（キュリー）

放射能を表す旧単位。ラジウムを発見したマリー・キュリーの名にちなみ名付けられた。1キュリーとは、放射性核種が1秒間に370億個（＝370億ベクレル）の放射性壊変をするときの量。

甲状腺被ばく

原子炉事故などの際、放出された放射性ヨウ素による甲状腺の被ばく。甲状腺は放射線による発がんの感受性が高い組織であるため、これまでに広島・長崎の被爆者、チェルノブイリ事故などで多くの甲状腺がんの高発生率が確認され、特に発育過程の幼児、児童が問題となっている。

サーベイメーター

携帯用の放射線測定器。

シーベルト（Sv）

放射線が人体に及ぼす影響を考慮した線量単位で、実効線量（旧線量当量）に用いられる。放射線防護についての研究で功績のあるスウェーデンの物理学者ロルフ・マキシミリアン・シーベルトの名にちなみ名付けられた。放射線リスクの評価にも使用される。ミリシーベルト（mSv）は、シーベルトの1000分の1。

自然放射線

宇宙から地球表面に到達した宇宙線や、天然起源の放射性核種からの電離放射線で、人体組織や環境中に存在する。

ストロンチウム-90

水素の90倍の質量を持つ放射性物質。半減期は29年。カルシウムと同じアルカリ土類元素。汚染地域で生産された生産物の摂取により体内に入った後は骨に蓄積して骨表面や骨髄の被ばくを生じる。

セシウム-137

水素原子より137倍重い質量を持つ放射性物質。半減期は30年。主要な汚染核種と見なされており、汚染状況や移住問題の判断に用いられる。カリウムと同じアルカリ金属元素。主に土壌に含まれ、人の外部被ばくの線源となっている。汚染地域で生産された生産物の摂取により体内に入った後は軟組織に蓄積し、均等な内部被ばくを起こす。

内部被ばく

飲食等などにより、身体内部に入った放射性物質から放射線を受けること。放射性物質が体内に入る経路は、呼吸、飲食、皮膚を通じて入る3通りがあり、放射性ヨウ素は甲状腺、ストロンチウム-90は骨、セシウム-137は主に筋肉に取り込まれる。

半減期

放射性物質が放射線を出す能力（放射能）が、元の半分になるまでの期間のこと。

平方メートル当たりのキロベクレル（略してkBq／m²）

現在放射性核種で汚染された場所の測定単位。古い測定単位、1 Ci／km²は37 kBq／m²。

ベクレル（Bq）

放射性物質の放射能の強さを表す国際単位系の単位。１８９６年にウランから放射線を発見したフランスのアンリ・ベクレルにちなんで名付けられた。

放射性物質

放射性元素（核種）を含んでいて、被ばく源となる物質。

放射線（電離放射線、粒子線）

電磁波ないし原子を電離させる充分なエネルギーを持った粒子の流れのこと。

放射線障害

人間の場合、１Sv以上の被ばくで影響が現れ、２Sv以上の被ばくでは、ある期間生存できるが特殊な治療が必要となる。5Sv以上の急性被ばくで死に至る。2Sv未満の線量では、放射線障害は軽い段階で完治する。

放射線防護

放射線の被ばくや放射性物質の汚染などから、生物（人間・動物）・環境を守り、放射線障害の発生を防止すること。

放射能

単位時間当たりの放射性原子の壊変数。現在使用されている単位はベクレル（Bq）。1ベクレルは1秒間に1壊変を意味する。古い放射能の単位にキュリー（Ci）があり1キュリーは、3.7×10^{10}ベクレル。

ヨウ素－131

水素より131倍重い質量を持つ放射性物質。半減期は8日。呼吸や汚染された草を食べた牛から摂った牛乳や乳製品を摂取することで体内に入り、甲状腺に集まり、被ばくを生じる。

ラドン－222

放射性ガス。土壌や建築材料に含まれている天然ウランの壊変により発生し、吸入は肺組織の被ばくの原因となる。

あとがき

25年前のチェルノブイリ原発事故後に訳本『チェルノブイリ：放射能と栄養』を自費出版したときは、これほど大規模な事故が起こるとは想像しておりませんでした。今回、共に原子力災害に対応する研究者として、キエフの原著者からその「姉妹本」として出すことに賛同を得ることができました。

基本的な所は原著から抜粋し、さらに日本のケースに合わせた内容に変更しました。ロシア料理のレシピも日本料理に入れ替えました。妻が時間をみつけて「お酢や塩で前処理」や「昆布」などを使った料理を実際に準備し、私は試食役となりました。個人的にはお酢で処理した「酢豚」など美味しかったのですが、今回、含まれておりません。

出版される頃には事故から約半年になるでしょう。この分野において政府は後手後手にまわり、とても対策が順調だとは感じられません。被災地の方々は自分達で「放射能測定ステーション」を設立したとも聞いております。また、牛肉に限らず汚染は全国に広がるものと思われます。今後、日本国民は人工放射性物質との長い付き合いとなるのは避けられません。

この本を食べ物からの「内部被ばく」を少しでも下げるためのお役にたて頂けるならば、食品の放射線専門家として学者冥利(みょうり)に尽きます。

最後に出版に際して、多大なる貢献をして頂いた洋ランの友でもある、宮帯出版社の伊藤たまみさんにこの場を借りてお礼を申しあげます。

〔著者紹介〕

白石久二雄（しらいしくにお）

昭和24年 山口県生まれ。農学博士。
元（独）放射線医学総合研究所 緊急被ばく研究センター被ばく線量評価部 内部被ばく評価室長。放射性物質の食品—人体における挙動と国民の内部被ばく研究に従事。ベストセラーとなった『チェルノブイリ：放射能と栄養』の翻訳者。
著者HP http://www.geocities.jp/rose087orchid/

白石かおる（しらいしかおる）レシピ担当

昭和25年 東京生まれ。高校教諭。調理師免許。
フード・コーディネーター。ホームメイド協会マイスター取得。

福島原発事故 放射能と栄養

2011年9月13日 第1刷発行

著　者 白石久二雄
発行者 宮下玄覇
発行所 MPミヤオビパブリッシング
〒104-0031 東京都中央区京橋1-8-4
電 話（03）5250-0588（代）
発売元 株式会社宮帯出版社
〒602-8488 京都市上京区真倉町739-1
電 話（075）441-7747（代）
http://www.miyaobi.com
振替口座00960-7-279886
印刷所 石川特殊特急製本株式会社

 ISBN978-4-86366-811-9 C0036